看護現場で役立つ

文章の 書き方・磨き方

論理的に伝える技法

第 2 版

因 京子 著

Le style est l'homme lui-même.

日本看護協会出版会

表紙のフランス語について

Le style est l'homme lui-même.
文は人なり。
——フランスの博物学者ビュフォンの言葉です。

は じ め に（第1版）

|||||||||||||||||||||||||||||||||||||||||||||||||

　本書は、専門職としての発信能力を伸ばしたいと思っていらっしゃる看護職の皆さん、また、そのような方々の学習を支援したいと考えていらっしゃる方のためにつくりました。看護界に豊かに蓄積された経験知や問題意識が医療に携わる人々だけでなくそれ以外の人々にも広く発信され、看護の知恵と力が社会の多くの局面に活かされるようになることが筆者の願いです。日本の社会は、敗戦以来「頑張れ、頑張れ」のかけ声のもと走り続けて、めざましい進歩を遂げました。しかし、経済発展も一時の勢いを失い、さまざまな問題が次々に露呈しています。すべての人が平等に教育や医療を享受し、安心して子を生み育て、穏やかに老いていける社会をどのように構築し維持していくのか……解決の糸口がやすやすと見えてくるとは思えません。今、必要なのは、華々しい猛進を鼓舞するかけ声ではなく、問題を抱えながらも現実から目をそらさず、理想に向かってじわじわと進んでいくことを可能にする粘り強さと知恵です。これを豊かにもっている専門職といえば、看護職をおいてほかにありません。

　看護の仕事では、日々の実践の記録、申し送り、ヒヤリハットやインシデントの報告、看護内外の専門家や関係者への依頼や連絡や報告、患者への説明など、いろいろな文章を書く機会があり、近年は、症例報告や研究論文など学術的文章を書くことも増えているのに、「書くことが得意」という方は多くはないようです。これはなぜでしょうか。いろいろな文章を書いてはいるけれども、なぜか自信がもてない……としたら、その方は、心のどこかで問題の本質に気づいているのかもしれません。書く技能の向上に関してはこれまで多く用いてきた学習方法がうまく機能しないということです。

　本書では、看護職としての実務と研究を行ううえで書く可能性のあるさまざまな実務的文章を素材として、**他者に伝わるように書く**、すなわち、**論理的に書く**にはどのように考えていけばよいかを示します。実務的文章を書くことは1つの技能ですから、方法を理解し練習を積めば必ず習得することができます。しかし、「とりあえず書く」とか「手本を模倣して書く」ということをただ繰り返してもこの技能は身に付きません。**書く前に、書く目的と想定される読み手と盛り込むべき内容について徹底的に考え抜く**ことが求められます。一刻を争う現場で最大限のケアを要求されている看護師の方々は、「体当たりで問題に取り組みながらスキルを磨く」という方法によって学習することが多いのではないかと思いますが、こうした「とりあえず実践」という型の学習方法は、「書

く」についてはうまく機能しないのです。自信がもてない方が多いのも、うべなるかな。しかし、今こそ、「事前に考え抜く」という新たな方法を体得し、発信力を向上させてください。書く技能は、しばらくの間意識的な努力を続ければ必ず獲得できます。

　本書は三部から成ります。Part 1 では文章作成に関する基本概念を説明します。Part 2 では、看護師として書く可能性のあるさまざまな文章を取り上げ、その問題点を分析して修正案（リバイズ例）を提示します。素材文はいろいろなレベルの問題を含んでいますが、極めて重要な発信を行おうとしています。その発信を効果的に行うにはどうすればよいのかを考えることを通して、**考えを煮詰めて核心を把握し、全体構成を考えてから書き、推敲を繰り返して厳密で簡明な表現を生み出す**という、論理的文章作成の手順を理解し、それを自家薬籠中のものとしてください。Part 3 では書くときに利用できるツールを提示しました。

　本書は、ご自身の使いやすいように使ってくださってかまいません。Part 1 を読んで Part 2 の素材文を分析する作業を行ってもよいし、Part 2 のどれかの章に取り組んでから Part 1 を読んでもよいと思います。提示されている順序に従わず、興味を惹かれた章から始めてもかまいません。望ましくは、Part 1 をざっと読んで、Part 2 の気の向いた章から学習を始め、途中で時々 Part 1 の関連する章を再読していただければと思います。最も重要なことは、Part 2 では、素材文を読んで問題点・改善点を指摘するという作業を必ず行うことです。これを省くと**「学ぶ」という現象**は起こりません。ご存じのように、真の意味で「学ぶ」ということは、単に何か新たな事柄を認識し知識が増えるといったことでなく、それまでの見方や考え方に抜本的変化を生じさせるものです。これは、主体的な活動なしには生じません。修正案を読む前に、問題点の指摘に加えて書き直しも行うようにすれば、技能がいっそう早く確実に向上するでしょう。

　指導者として本書をご利用くださる方も、章の順序にとらわれず利用しやすいようにお使いください。研修会の材料として使用なさる場合は、Part 2 の素材文を課題として受講者に示し、問題点の言表や修正案の作成などを課して、受講者同士で議論し評価し合うという活動が行えると思います。受講者が自分で考え、お互いに話し合う時間を十分にとってください。その後で修正案を示し、これについても、何がどう変わったかを受講者が詳細に観察し、その観察結果や変更理由についての推測を述べ合う機会を与えてください。本書を使った作業によって基本原則が理解され、受講者がお互いに見解を率直に述べ合う雰囲気が醸成された後は、受講者自身の文章を素材とする活動につないでいただきたいと思います。釈迦に説法ですが、今日、教育担当者には、**受講者が自身を向上させるための援助を他者から受け取る力と同様の援助を他者に提供する力の双方を伸ばすよう働きかけること**が強く求められています。書く技能を

共に磨いていく作業は、立場にかかわらず協力して相互研鑽する態度や雰囲気を醸成し、他の技能の習得をも後押しする基礎力を養うことに役立つと思います。

　筆者は、外国語教育、アカデミック・ライティングの指導、学部・大学院での研究指導などに携わってきました。看護職のライティング支援を行うようになって約15年です。この間、看護職の皆さんの手に成るいろいろな文章に触れ、看護の仕事の豊かさ、深さ、尊さに、深い感銘を受けました。一方で、多くの発信が看護の内側に留まっていることを残念に感じてきました。看護の知恵が広く発信されることは、現代の多くの問題に解決の糸口を与え、人々を幸福に導くと確信しています。

　本書は、日本看護協会機関誌「看護」に2019年から2年余りにわたって連載した記事が基になっています。連載を続けるうえで、多くの方々からさまざまな文章例を提供していただきました。貴重なご協力に心から御礼申し上げます。なお、素材として使用するに際しては提供者のご承諾をいただき、個人や所属機関などの特定を可能にしかねない記述は改変または削除しました。

　本書が、看護の実践者の方々のお役に立つことを祈っています。

2021年9月　因 京子

〈第2版出版にあたって〉
　2021年に出版した本書第1版に予想以上のご支持をいただき、少し内容を増やして第2版を発行することになりました。増えた内容のいくつかは、各地の大学病院などで行われた研修の際に提供していただいた文章が土台となっています。ご提供くださった方々、多くの現職の看護師さんたちと会う機会をつくってくださった方々に、心から御礼申し上げます。

　かつてない規模で人々の移動が生ずるようになった今日、日本の伝統的美意識にはやや反するかもしれませんが、伝えたいことを明確に誤解の余地なく述べる技能の必要性は高まるばかりです。相手を言い負かすためではなく、自他の考えを知り、共通点と食い違いとを見据えて、折り合う方法を共に見いだすためです。病む人、痛む人、悩む人の傍にいることを仕事となさっている看護師の方々がその頭と心と手でつかんだ貴重な知見が広く世の中に伝えられることが、住みやすい世の中をつくっていくうえで不可欠だと私は信じています。本書がそのために少しでもお役に立つなら、これ以上の喜びはありません。

2023年6月　因 京子

目次

Part 3 活用できる書式例・資料

A｜書式例

B｜資料

column

著者紹介 _____

因　京子
元 日本赤十字九州国際看護大学看護学部教授／元 専門日本語教育学会会長

1978 年九州大学文学部卒業、1981 年同大学院修士課程修了（英語学・英文学）。
1988 ～ 2008 年九州大学留学生センター講師、准（助）教授。
1994 ～ 2008 年九州大学大学院比較社会文化学府准（助）教授を兼任。
2008 ～ 2018 年日本赤十字九州国際看護大学看護学部教授。
共著書に、『留学生と日本人学生のためのレポート・論文表現ハンドブック』（東京大学出版会、2009）、『論文作成のための文章力向上プログラム』（大阪大学出版会、2013）などがある。

伝わる文章を書く技術

書き始める前に考えること
——書くことの本質的効用と機能的効用

本書は、看護職として、一人の専門職者として、現代に生きる社会の一員として、発信する力を高めたいと考えている方々が、達意の文章とそうでない文章を見分ける感覚を磨き、目的を達する発信を行う力を向上させる、その一助となることを目的としています。

（1）実は書く機会が多い看護の仕事

看護職が仕事上求められる発信には実に多くの種類があるようです。「発信」には大きく分けて「話す」と「書く」とがありますが、ひとまず「書く」に限って、現職の看護師さんたちにどのようなものがあるか尋ねたところ、看護実践の記録や申し送りの文章、医療保健の関係者同士の情報共有や提言のための実務的文章、特徴ある事例の報告や看護研究といった学術的文章*、患者など医療者以外の人々に向けて「お願い」や「お知らせ」などの形で助言や説明をする文章、また、「心に残った患者さん」「私の看護観」といった題名で体験や所感を述べる文章など、看護職には実にさまざまな文章を書く機会があることがわかりました。

これらはすべて仕事がらみの文章であって、仕事以外の公的活動のために書く文章や私的な通信、趣味的な文章などは含まれていません。10年と少し前、それまで勤務していた総合大学から基幹教育**担当教員として看護大学に移った筆者は、看護職が仕事の一部として書く文章がこれほど多岐にわたることを知り、少なからず驚きました。

どのような分野の仕事であれ、その入り口に立ったときには、日常的に使っている言葉とは異なるその業界および関連した業界で通用する言葉を使いこなす技能を学習して身に付けなければなりません。とは言っても、外国語ではありませんし、新人には言葉の使い方以外にも学ぶことは山ほどありますから、言葉の学習の必要性やその難しさは明瞭に意識されないかもしれません。

言葉の学習を援助する訓練が意識的に行われることも、最近までは少なかったと思われます。多くの人は、先輩を見て模倣することを繰り返し、いつの間にか覚えるという形で学習してきたのでしょう。実は筆者自身もそうでした。学部から大学院へと進み、新米研究者として出発するころ、自分の属する業界

*
学術的文章を書く技術を「アカデミック・ライティング」という。近年、大学の初年次教育や卒論指導の中で教えられている。

**
新たな知や技能を創出し、未知なる問題をも解決していくための幹となる、「ものの見方・考え方・学び方」についての教育（九州大学基幹教育院による定義）。

での言語運用、すなわち、研究論文の執筆には、毎度毎度、脂汗を流しました（実は今でも……）。研究論文として発表するだけの意味がある知見を生み出す苦しさもさることながら、論文にふさわしい議論のあり方、展開方法、文体、語彙、書式や手続きを含む諸作法など、身に付けるべきことは実に多かったのに、体系的な訓練など当時はまったく行われていなくて、いやあ、もう、本当に大変でしたよ……と苦労話の1つもしたいところです。もちろん、駆け出しのころから達意の研究論文をやすやすと物する優秀な人もありますが、それは例外的と言っていいでしょう。筆者自身は残念ながら多数派の一人で、「どう書いていいかわからない！」と、いらいら、めそめそ、頭を抱えた経験なら人後に落ちません。

　しかし、看護職に求められる文章の幅の広さを思うと、筆者の場合は、論文や専門書など学術的文章という1つのタイプを集中的に読み、それと同種の文章を書けるようになろうとしていたわけですから、努力の方向は単純だったと言えるでしょう。看護職に期待されている文章の種類は実に多様です。この独特の難しさを明確に意識している人は、それほど多くはないかもしれませんが。

（2）書くことの本質的効用と機能的効用を意識する

　では、看護職はなぜ、多様な文章を書かなければならないのでしょうか。「同僚への連絡や記録の必要性、患者や家族へのお知らせなどの必要性はわかる。しかし、それでなくても忙しいのに、事例報告や看護研究のようなものまで現場の看護師が書かなければならないの？　そもそも、書くことにはどのような意義があるの？」、そんな声も聞こえてきます。

　書くことには、**本質的効用**と**機能的効用**があります（表1-1）。書くことは、書いたものを誰かに読んでもらう見込みがなくても、その行為自体が思考を精緻化し感情を客体化することに役立ちます。曖昧模糊としていたことが書いてみるとはっきりしてきた、反対に、わかっているつもりだったがそう思い込んでいるだけだとわかった、あるいは、書いてみたらもやもやした気持ちが少し晴れた、そのような経験は誰にもあるでしょう。これが、書くことの**本質的効**

表1-1　書くことの2つの効用

①**本質的効用**
・書いてみたら、自分が何を考えていたのかがはっきりしてきた➡思考の精緻化 ・書いてみたら、もやもやした気持ちが晴れた➡感情の客体化
②**機能的効用**
・思考を伝達し、他者の理解や共感が得られる➡共同体の中での協働の基礎になる ・他者から批判が得られる➡自分自身の向上につながる
【専門職者の場合】体験や観察を正確に記述し、分析と自分の見解を伝達し、意味のある議論を進めることができる。しかも、文章とすることで、時間や場所が離れた相手とも対話ができる

用です。

　一方、**機能的効用**とは、共同体で働く自分とその共同体にとっての有用性です。他者への発信は、正しく行えば、他者の理解と共感あるいは有意義な批判を得て、自分自身の向上を促すだけでなく、よりよい協働を実現する基礎となって共同体全体を発展させます。

　ですから、書くことは、専門職者にとっては必須の活動なのです。職種を問わず専門職者には、体験や観察を正確に記述し、分析と自分の見解を伝達し、意味のある議論を進めて当該分野の発展に寄与することが求められます。客観性と明晰さと社会性を備えた専門職者同士の対話と、それがもたらす共有知識の蓄積なくしては、どのような分野も発展することができないからです。

　この対話は、直接声の届く範囲で行われるだけでなく、遠く離れて顔を見たこともない人間同士の間にも、長い時を隔てた過去の人間と現代人との間にも、起こります。言語や文化や社会背景が違っていても、論理と知的誠実をもって書く人と読む人々の間には、理解と対話が生じます。

（3）看護職に期待される発信力

1）医療保健の中心軸を担うための発信

　看護職は、なぜ多様な発信を求められるのか。すでにおわかりのように、それは、看護職が人間を扱う高度専門職だからです。看護職は、患者や医者や種々の専門職が絡み合って行われる医療保健の中で"pivotal"な役割、すなわち、**中心軸**という役割を担う職種です。「あちら」と「こちら」と「そちら」の立場と考えを理解し、本人すら明確に意識していないかもしれない気持ちまで汲み取って、全体が噛み合うように差配していく。そうした役割を担う看護職には、話し言葉であれ書き言葉であれ、目的と相手に応じた多様な発信を行って相互理解を促進することが期待されています。

　また、専門職である以上、時空を超えて知識や見解を交換し、それに基づいた思索と議論を行って、発展に結び付けていくことが不可欠です。

2）看護の知恵を外へ届けるための発信

　しかし、医療保健の活動を支えるためというのは、看護職が発信しなければならない理由の半分でしかないと筆者は思います。今日の看護職に求められているのは、日々の実務をこなし、かつ、看護の分野を発展させるための発信だけではありません。混迷を深め分断が進む今日、人の命と最も密接にかかわってきた看護職には、看護界に蓄積されている知恵を広く発信し、人間にとって極めて重要な問題についての議論を牽引することが期待されているのです。

　ご承知のように、今日の世界は技術が高度に進歩した一方、慎重に話し合わなければならない困難な問題がほとんど手つかずの状態で山積しています。例えばめざましい変化を遂げた生命の始まりと終わりを操作する技術、これをど

う用いれば本当の幸せにつながるのか……。情報技術が急速に発達していく一方で、世界でも社会でも地域でも家庭でも、他者と折り合いつつ生きていく知恵と技術が失われつつある状況に対して、何をどうすればよいのか……。

　現代の世界は、進歩や発展が問題を解決するだろうという明るい期待に頼って維持していけるほど単純ではありません。停滞や衰退の予感の暗さから目をそらさず、かつ、打ちのめされることなく、前に進んで行かなければならないのです。そうした困難な道を歩き続ける実践経験とそれに必要な知恵を最も豊かにもっているのは、病む人・痛みをもつ人・死に行く人と最後まで伴走することを使命としてきた看護の世界の住人ではないでしょうか。看護職には、今、医療の場だけでなく、高度な専門性を身に付けた社会の一員として社会に発信し、看護の知恵とその存在意義を示すことが求められているのです。看護の中だけでなく、看護の外へも、声を届けるべき時が来ているのです。

（4）伝わる発信を行うための取り組み方を身に付ける

　さて、ここまで読んでくださった読者の皆さん、あなたはなぜ、本書を手にとってくださったのでしょうか。「記録や報告を書くのに役立つことが書いてあるかと思っただけ」「そろそろ院内研究発表するようにと師長さんに言われているんで、何かヒントがあるかなと思って……だから社会全体を救えなんて言われても……」よく、わかります。看護の力に期待するあまり、筆者が少し先走りしすぎたかもしれません。

　本書は、論文など学術的・専門的発信の技能向上を主目的としているわけではなく、実務の中で看護職なら誰でも書いたことがあるような文章・文書*を多く取り上げて、それらを書く作業や、用いる表現、踏むべき手続きについて考えていきたいと思っています。

　しかし、実は、日常の業務の中で使われている文章のつくり方と、多くの人が「苦手」としているらしい専門的・学術的文章のつくり方とは、それほど異なるわけではありません。また、看護職に求められている文章の種類が多岐にわたるといっても、書くときの作業の進め方や考えのまとめ方の原則は共通しているのです。

　毎日普通にやっていること、やれていることの実際を、いくつかの視点から見直してみる、それによって次第に、書く事柄と表現の適切性や論理展開を吟味することが習慣になり、そしていつの間にか、書くことに自信がもてるようになる、それが、本書のめざすところです。

　ただし、「これさえ知ればすぐ書ける！」「らくらく文章作成！」といった惹句を掲げることは、筆者にはできません。なぜならば、伝わる発信を行うには、やはり、少しばかりの忍耐が必要だからです。逆に言えば、すぐにうまい考えが浮かばないときもあきらめずに考え続ける覚悟がある人は、優れた書き手と

*
『新明解国語辞典(第八版)』によると、文章は「複数の文で、まとまった思想・感情を表したもの」、文書は「事務上の手紙・書類」。

なる道をすでに半ばまで来ていると言えます。美しく歩くのを覚えるときのように、少し気合を入れてしばらく取り組めば、基本となる取り組み方は必ず身に付きます。

　書き始める前に、自分がやっている看護という仕事の価値を、もう一度、思い起こしてください。複雑で困難な状況に悩みつつも最善をめざして判断し行動している看護職の知恵、あなたの胸にある考えが、広く社会に役立つ可能性をもっていることを心に刻んでください。

ワンポイント

Lesson ⟶ 文章の全体構成（序論・本論・結論）と各部分での行動

　実務的・専門的文章の作成技術を獲得するための有効な方法は、迂遠なようですが、書きたいと思う文章の類例を多数、集中的に読むことです。もし研究論文を書きたいと思うなら、特定の研究雑誌、例えば学会誌などを、20〜30号分ぐらい、全部理解できなくてもよいから一気に読んでみると、主題の立て方や議論の進め方などが大雑把につかめます。そのときに、論文のタイプによる全体構成と構成の各部分に典型的に行われる研究行動に留意すると、理解がいっそう進むでしょう。

　実務的・専門的文章の読みやすさを決定的に左右するのは、議論の展開の整合性、つまり、各部分のまとまり具合や続き方で、これを端的に反映するのが全体構成です。全体構成の基本形（型）は実は1つしかなく、「序論・本論・結論」です。「起承転結じゃないの？」と思う方もあるでしょうが、これは文芸的な文章用で、実務的・専門的文章の最大の特徴は結論に至る一本の筋道からそれないことであり、「転」はないのです。序論と結論で述べるべき事柄はどのタイプでも共通していますが、本論の様相はタイプによって違います。

　専門的文章の典型である論文について述べますと、論文の多くは、研究手法によって調査・実験タイプと文献検討タイプに分けられます（もちろん、両方の手法を使う複合型もありますし、細かく見ればほかのタイプもあります）。どのタイプでも「序論」では、追究する問い（と、多くの場合、それに対して自分が出した答え）を簡潔に提示し、その追究には意義があることを示し、追究方法の概略を述べ、全体構成を予告する、という研究行動が現れます。「結論」では、「序論」と同じく問いと答えを示しますが、自分の研究によっ

て出された答えに重点を置き、多くの場合、今後の課題や研究予定などを付け加えます。「本論」は、「調査・実験タイプ」では「方法」⇒「結果」⇒「考察（結果の解釈と評価）」と進むのが典型的で、「文献検討タイプ」では、「対象とする文献を分析し考察する」を繰り返すか、「ある観点から複数の文献を分析し考察する」を繰り返すか、どちらかでしょう。……構成と各部分で行われる行動について、「至極、当たり前だなあ」という感想がわいてきたなら、あなたはセンスがあります！　そのとおり、常識的で順当な展開だからこそ、多くの人にとって読みやすいのです。

　実務的文章（実務文）の典型である報告や企画案なども、その構成は「序論・本論・結論」です。「序論」で、対象を提示し結論の骨子を示します。「本論」では、結論の妥当性を示すための具体的な観察や論拠を適切にまとめて提示します。適切なまとめ方には、例えば、「対象とする事物（の種類）別」や「観察や論証の観点別」などが考えられます。こうしたまとめ方の方針が執筆する際に明確に意識されていれば整合性の高い文章となり、反対に、ここがあいまいであると道筋のたどりにくい稚拙な文章になります。

　日常的な実務文、例えば連絡文やお願いのメールなども全体構成は同じです。手短にあいさつをして用件を伝え（序論）、背景や理由や付帯事項を説明し（本論）、再度用件を繰り返して決まり文句（「以上、取り急ぎご連絡まで」など）で締めくくる（結論）のです。

　よい実務文は、こうした全体構成とそこで行われるべき事柄が明確に意識されて書かれているため、読者が欲しい情報が欲しいところで出てきます。文章を読むときには、その執筆者が全体構成についてどのぐらい意識的であるかを評価しながら読んでください。

2

文章の「目的・受け手（読み手）」を認識して 内容・文体・表現を決めよう

　本章では、「何を書こうか」「どう始めようか」と考える前に、書こうとする文章の目的を明瞭に認識することが必要だということをお伝えします。文章のタイプの違いは、何よりも**文体の違い**に反映されます。文体は、人間に当てはめれば衣装のようなもので、しばしば中身以上に印象を左右します。一流ブランドの流行のドレスを着ていても、その場にふさわしくなければ、あるいは、着ている人に合っていなければ、ほめられないばかりか顰蹙を買ってしまうのと同じで、文体に難があると、内容がよくても印象を損ねてしまって大損することがあります。

（1）まず、「目的」と「受け手（読み手）」をきっちりと把握する

　適切な文体や表現を選ぶにはどうすればよいのでしょうか。実は、用いるべき文体や表現を決めるのも、どのようなことをどこまで詳しく書くべきかといった内容を決めるのも、書こうとする文章の**目的**と、想定される**受け手**——あなたの文章を読んだり、（その文章に基づいた）あなたの発表を聞いたりする相手——なのです。「誰がこの文章を読むのか、その誰かにどう思ってもらえばよいのか」「誰がこの文章を読んでどう行動するようになれば、成功したと言えるのか」をはっきりさせれば、書く内容が決まり、使うべき**文体**と**表現**も決まります（図2-1）。

　目的と読み手をきっちりと把握することが、適切な文章を書くための第一歩と言えます。このことは、目的と読み手がはっきりしていない文章を書くのがいかに難しいかを考えてみれば、すぐわかるでしょう。小学校や中学校で書かされた作文は得意でしたか？　例えば、遠足の翌日「昨日の遠足を題材に作文を書きなさい」などと言われて、閉口した経験は？　筆者はいつもうんざりしました。大きくなった今（すみません、大きくなってからずいぶん年月がたっ

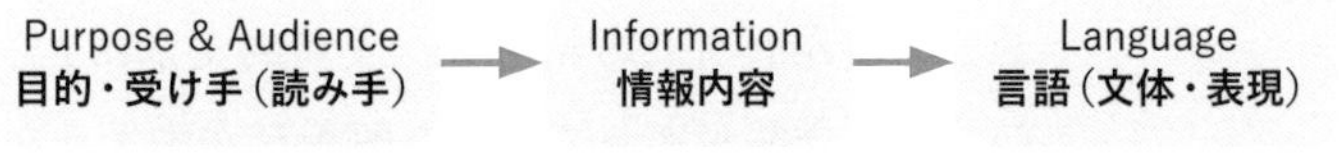

Purpose & Audience　→　Information　→　Language
目的・受け手（読み手）　　**情報内容**　　**言語（文体・表現）**

図2-1　内容・文体・表現は「目的・受け手（読み手）」次第

ていますが)、そのころの気持ちを分析してみますと、そもそもその作文を書く目的がわからず、そのため、何を書いてよいのかがさっぱりわからず、とまどっていたのではないかと思います。「皆で同じ所へ一緒に行って、もちろん、先生もご一緒だったのだから、何があったかわかりきっているのに、何でいちいち作文にしなければならないのだろう」という疑問……。これがもし、「北海道在住の小学生に、九州の学校の春の遠足はどんなふうかを知らせる文章を書きなさい」「他の学年の人たちにこの学年の遠足がどうだったか伝える文章を書きなさい」などと、一応納得できる目的を示してもらえていれば、もう少し書きやすかったのではないかと思います。

　書く目的が漠然としていて、書く意義が腑に落ちない文章を書けと言われることほど、つらいことはありません。これを逆に考えれば、実務的な文章には必ず目的がありますから、作文よりずっと取り組みやすいと言えましょう。自分が書こうとしている文章の読み手はどのような人なのか、その人たちが自分の文章を読んでどのように思ってくれれば成功と言えるのか、これを徹底的に考えれば、何を書くべきか、つまり文章に含める情報が見えてきます。

(2) 書こうとするのは「公的」で「実務的」な文章

　文章に含める情報を考えるのと同じぐらい大切なことは、適切な文体を選ぶことです。文章にどのようなタイプがあるか、自分の書こうとするものがどの辺に位置づけられるのかをつかんでおけば、迷わずに用いるべき文体を選ぶことができます。「ええ〜、タイプとか文体とか、国語のテストみたいな面倒くさい話は勘弁してほしい」と思った方、ご安心ください！　小説、詩歌、戯曲、随筆、批評、記録、解説、論説、総説……など、国語の参考書に紹介されている文章ジャンルを覚えたり使ったりする必要はまったくありません。知っておいていただきたいことをざっくり申しますと、文章には私的な文章と公的な文章とがあり、また、芸術のための言語と実務のための言語は違うということだけです。そして、看護職として書く文章は100％、公的なもので、実務のための言語が用いられます。

　このような当たり前のことをわざわざ申し上げるのは、私たちが小学校以来、模範的な文章として提示されてきた文章、あるいは学習の一環として書いてきた文章には、公的でも実務的でもないものが多く含まれており、そこで「よい」とされてきたことは、看護の実践者として書く文章においては必ずしもよいとは限らないことを認識していただきたいからです。

　例えば、「美しい」あるいは「味わい深い」といった、芸術的・文学的文章において重んじられる特徴は、実務的文章にとっての必須要素とは言えません。むしろ、含蓄があって多様な解釈を許すような表現は実務的文章では避けられるべきだとすら言えます。求められる特徴が違うのですから、小中学校時代に

作文や感想文が苦手だった方も、実務的な文章を綴ることに怖気づく必要はまったくありませんよ！

（3）話し言葉と書き言葉の違いを意識する

　文体については、話し言葉と書き言葉の違いに意識を向けることが重要です。といっても、両者は截然と分かれているわけではなく、公的な場では書き言葉的な言葉が話されますし、話し言葉的な表現を多用して書かれた文章も数多くあります（この文章もそうです）。

　話し言葉の特徴は、文末に丁寧体（〜です／〜します）と普通体（〜である、〜だ／〜する）の両方が使われることをはじめ、話し手の性別や年齢、住んでいる地域や場面によって異なる表現が使用されるなど、多様性が大きいことです。一方、書き言葉は、文末は基本的に普通体（〜である、〜だ／〜する）ですし、書き手の性別や年齢などが言語表現に反映されることはありません（表2-1）。

　しかし、比較的緩やかで軟らかい感じがする文体もあれば、無駄なく引き締まって硬い感じのする文体もあり、書き言葉が一様であるわけではありません。例えば、「なぜ機械が動かなくなったかがわかった」と「機械の故障の原因が判明した」とは、どちらも文章の中に使うことができますが、かなり感じが違います。「彼が何を言っても、誰もほめる者はなく皆が眉を顰めた」と「彼の発言は賞賛も承認も一切得られなかった」のどちらを使うべきか、すでにおわかりのように、それは**目的**および想定される**読み手**次第なのです。

　文章の中に話し言葉的な表現が混じることは珍しくありませんが、改まった感じの文章の中に、引用でも意図的な諧謔でもなく、無造作に「でも」「いまいち」「やばい」といった言葉が混じっていると、「あっちゃ〜」という反応を引き起こしてしまうでしょう。書こうとしている文章が、話し言葉にかなり近いところにあったほうがよいのか、極めて書き言葉的であるべきなのか、少しおちゃらけたところもあったほうがよいのか、改まった感じを崩さないほうがよいのか、文体的特徴を適切化しようとする意識をもつことが大切です。そのた

表2-1 「話し言葉」と「書き言葉」の例

	話し言葉的 ◀━━▶ 書き言葉的	
文末の表現	〜だ／〜です 〜する／〜します	〜である／〜だ 〜する
指示語の例	こんな、どんな	このような、こうした
名詞の例	今日、この本	本日、本書
形容詞的表現の例	いろいろな、ちょっとの	さまざまな、わずかな
副詞的表現の例	とても、すごく	極めて、著しく
接続語の例	だから、でも	したがって、しかし

めに日ごろ言葉を聞いたり使ったりするときも、その意味だけでなく、文体的性格を気にかける必要があります。時々、「この表現を、硬い言葉にしたら／軟らかく言ったら、どうなる？」と考えてみるとよいでしょう。

看護事例報告を書くことになったとしましょう。その目的は何でしょうか？「来月の院内研究会で発表する、その原稿！だから、目標は院内発表をちゃんとすること！」なるほど。では、どうして、その発表をするのですか？「それは、看護実践についての知識を他の看護師たちと共有し、実践の質を上げるために決まっているでしょ！」そうですよね。そのとおりですよね。

こうした認識はもちろん正しいのですが、掘り下げが少し足りなくて、報告を書くうえでの道しるべとするにはあと一歩というところでしょうか。「何を書こう」「どう書こう」と急ぐ前に、しばし時間をとって、「誰が読んで（聞いて）、どう思ってくれればよいのか」、さらには、「誰が読んで（聞いて）、どうしてくれればよいのか」を考え抜いてください。このとき、「（自分は）何を伝えたいか」というように、「自分」を主語にして考えないのがコツです。

事例報告と一口に言っても、目的と（主たる）読み手がいつも同じとは限りません。基本的には同僚が主な読み手で、看護実践の向上に寄与することが究極の目的でしょう。そのためには、実践についての活発な議論や思索を誘発することが大事です。自分の遭遇した難しかった事例や特別な点があった事例について、読み手の人々が十分に理解し、より深い理解やより優れた対処法を共に探究していこうという気持ちになってくれれば、大成功と言えるでしょう。ならば、そうした事例に遭遇したことがない人もその特徴が理解できるよう事実を過不足なく伝え、併せて、自分が議論すべき問題だと考えている事柄がどうでもよいことではなく議論に値するものであると納得してもらうことが必要でしょう。つまり、検討すべき問題の本質とその意義をよく示す事実や関連情報や自分の見解を盛り込めばよい。これで方針が立てられました。

わりとよく目にするのは、「私がいかに素晴らしい実践をやったか」を示すことに力点が置かれている実践報告です。優れた手本を提示することも、もちろん、読み手に大いに参考になることでしょう。しかし、それに優るとも劣らない事例報告の重要な役割は、有益な議論を活発化させることではないでしょうか。

もしかしたら、実践報告が、自分への評価の材料として用いられる場合もあるかもしれません。発表会には大勢来ているけれども、最も重要な受け手は上司だ、というときです。この場合も基本は変わりません。自分の優秀さを示したいなら、実績とともに潜在的能力を印象づけたいところです。そのために、事実を正確に述べ直感的な所感を述べるに留まらず、事実とそれに対する分析ととった対応とを関連づけて示し、評価すべき点と残された問題点を整理して明示します。そうすれば、実践力とともに体系的知を構築していく力も示せるでしょう。最終的到達度を上げるためには、ある時点でのパフォーマンスより、それに対する自己分析と思索を行う力が大きな意味をもっています。「適切にやれた」と思える事柄よりも、むしろ、「不十分だった」と思った事柄を中心に取り上げたほうが、考察力を示せるかもしれません。

とにかく、「誰が」「どう思うようになったらよいのか」をよく考えてください。文章執筆の心得として「誰にでもわかるように書け」などと言われたりしますが、「誰にでも」は、実はアブナイ。というのも、何となく不特定多数を思い浮かべているうちは、「みんな」と言いつつも結局は自分、および、自分とほぼ同様の人の見方から離れていないからです。「誰にでも」と「私が何を伝えたいか」というアプローチを止めて、「○○に」「どう思わせたい／どうさせたいか」をはっきりさせれば、何をどう書くべきかが見えてきます。

業務連絡では
核心をズバリと先に伝えよう

3

　本章では、日常の仕事に関係した発信の方法を考えてみたいと思います。連絡の文などを書くとき、どのようなことに気をつければよいのでしょうか？もちろん、伝えるべきことを確実に伝えること、ですよね。しかし、一人前の大人たるもの、要件が伝わりさえすればよいというものではありません。患者や家族をはじめ周りの皆が心証を害さないよう常に気を配っている看護職としては、「伝わるかどうか」と同じぐらい、「失礼がないかどうか」が気にかかることでしょう。

（1）表現の丁寧さよりも重要なこと

　一般に、丁寧にしようと思えば、多くの言葉を重ね、また、間接的に述べる傾向があります。「〜してください」よりも「すみませんが、〜してくださいませんか」のほうが丁寧に聞こえますし、さらに「誠に恐れ入りますが、いささか事情がございますもので、もしかして、〜していただくようなことは、できますでしょうか……」などと、丁寧度が上がるにつれて、長く、持って回った表現になります。このような傾向は別の言語にも見られますから、人間の直感的な受け止め方には共通したところがあるのでしょう。しかし、仕事関連の発信に関しては、**核心をズバリと先に述べる**ことが重要で、結局はこれが、丁寧さという点からも適切だと言えます。

（2）業務連絡では用件を冒頭に置き、明確な表現を用いる

　業務連絡の文章を書くうえでの留意点について考えるために、以下のメール（連絡文）を読んでみてください。

　その職場では、X財団が提供する集団研修を実施する場所を提供し、コース運営も引き受けており、それを業務の1つとして担当する委員会があると仮定します。このメールが送られたのは年度の変わり目で、新年度には委員会の構成員がほとんど全員交代することになっていました。このメールは、それまで委員だった人から新しく委員となる予定の数名に届いたものです。

原案　業務連絡メール

関係者各位

　X財団集団研修受け入れについてお知らせします。

1）X財団のメール・添付ファイルIssue Analysis Sheetを転送します。先日終了の集団研修反省会でX財団側よりアクションプラン作成の課題・評価が話題となり、他機関で使用しているアクションプラン作成のツールを紹介してくださったものです。

2）この経緯のご参照にX財団集団研修反省会議事録を添付しました。

3）こちらの担当者の交代を伝えてありますが、X財団担当者が5月交代の予定のため、このような連絡になったと思われます。

　これを受け取った一人、A委員は混乱しました。第1行を読み、「もうすぐ研修受け入れがあるんだな、その詳細についての連絡だろう」と思ったのです。しかし、次の行から書かれているのは、今後の研修のことではなく先日終了した研修のこと、というより、その反省会の内容に関係するらしく思われます。「財団側から話題になり」というのも「この経緯」というのも意味がわからないうえ、番号まで施して箇条書きにされている3項目の間には、通常期待される並列の関係はありません。何だこれは……とぶつぶつ言いながら何回か読んで、どうも、財団側から「アクションプラン作成のやり方を改善しろ」と言われ、それに役立つかもしれないツールが送られてきたのだけれども、旧委員である自分たちはもう対応できないから新委員で適切に対応してくれ、ということだろうと見当がつきました。A委員は、もう少しわかりやすく書いてくれればなあと不満に思い、どのように書いてほしかったのかを考えてみました。

修正例　業務連絡メール

○○委員に就任予定の皆様

　○○委員会で例年担当しているX財団集団研修に関連する情報を添付してお送りします。次回以降の研修受け入れに活かしてください。添付資料は下の2件です。

1）X財団Y氏ご提供の、Issue Analysis Sheet

2）本年度実施（＊月＊日～＊日）の集団研修反省会議事録

　過日行われた、本年度の集団研修についての反省会の際に、財団側よりアクションプラン作成に関して改善が必要だとのご指摘があり、改善の参考資料として他のある機関で使われているIssue Analysis Sheetをお送りくださいました。財団の担当者Y氏は新年度に交代なさる予定であり、当方も担当者が交代し新年度からは新しい顔ぶれとなりますが、添付資料を活用してよりよい方法を考案してください。よろしくお願いします。

わかりやすくなったでしょう？　その要因は何か、第2章を読んでくださった方にはおわかりですよね。最大の要因は、この連絡文を書くにあたって、その目的、すなわち、「誰に何をしてほしいのか」が明確に認識され、明示されているからです。これなら、この連絡を受けて何をすればよいのか、ご本人いわく「ぼーっと生きている」A委員にもすぐに理解できたと思います。それに、初めの4行に必要なことは尽くされていますから、そこまで読んで「了解！」と思ったら、あとは流し読みで済ますこともできます。時間に追われている身には、時間がかからないのは本当にうれしいことです。相手が「うれしい」と思うことをするのが丁寧の本質ですから、丁寧さも増したと言えます。

　もちろん、メールを送った方は意図的にわかりにくくしたわけではないでしょう。しかし、相手の立場から状況や情報を見てはいなかったと思います。この方は、引き継ぎをする義務を委員として大切に思っていて、新規の委員も同じように感じているはずだと期待し、そのため、前委員からのメールを受け取れば新委員はその内容ぐらいすぐわかる、そう思い込んでいたのでしょう。しかし、受け取ったほうは、その業務に携わった経験がありませんから、何が重要なのか、問題になるのか、よくわかっていません。「X財団側よりアクションプラン作成の課題・評価が話題となり」と言われても、「財団側が話題にする」が「問題があると指摘する」を意味するのだと、すぐにわかるのは難しいでしょう。

　日本では「以心伝心」とか「空気を読む」といった表現に表れているように、言葉にしなくても理解が成り立つことが高く評価されますが、実際には、そのときの自分にとって当然あるいは重要なことについて、仕事仲間も同じように感じてくれるはずと思うとしたら、過剰な期待というものでしょう。ほかの人の考え方や見方は想像以上に違うと覚悟しておくべきです。違いは、それがあるからこそ革新的な発展も生まれるのですから、望ましいとすら言えるのです。

　とは言っても、お互いの考えていることを理解し合わなければ何も始まりませんから、自分の見方をわかってもらわなければなりません。それには、自分の言葉が相手にどのように受け取られるかを綿密に想像することが必要です。相手の見方と伝える情報の内容を慎重に吟味したうえで**核心をズバリと先に述べ、相手に時間と手間をとらせないようにするのが、業務のための発信として効果的**であり、同時に、**丁寧**でもあります。

（3）日本語の談話型は回りくどい？

「核心をズバリと先に」という述べ方は、実は、日本人にとって不慣れなものであるようです。R. B. カプランという応用言語学者が、文化にはそれぞれ特有の談話型（話の進め方）があると言っています。

カプランの説では、日本語など東洋系言語では、周辺的なことから話を始めて、少しずつほのめかしていき、肝心なことを言わずに相手との理解を成り立たせるのだそうです（図 3-1）。

これは、共同体の成員が息を合わせて生産活動に携わってきた歴史的背景によるところが大きいのでしょう。この型は、決して否定されるべきものではありません。さまざまな交流の中で、この型は広く効果的に使われています。しかし、多様な人が協働することが前提となっている現代の職場では、相手の共感力に大きく依存する発信方法は、目的を達成できないだけでなく、少し傲慢な感じさえ与えてしまう恐れがあります。

自分の発信が、「丁寧さのための一般原則」「相手の理解への過剰な期待」「日本語で優勢な談話型」などの影響で、回りくどいもの、独りよがりなものになっていないか、慎重に点検し、核心をズバリと先に述べるようにすれば、効果的かつ丁寧な発信が可能になるでしょう。

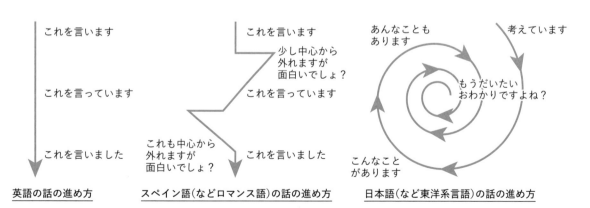

図 3-1　文化による談話型の違い

（Kaplan R. B.：Cultural thought patterns in inter-cultural education, Language Learning, 16（1-2）：1-20, 1966 を参考に解説．Appendix A の図を一部改変．）

Lesson ─────▷ 「指示の背景事情」でなく、「指示」そのものを示す

筆者の住んでいる町で、下のような「注意」を目にしました。

> 注意：ここで喫煙すると感知器が作動し、守衛室と中央監視室に警報が出ます。

「煙草を吸わないでください」と普通に書かれていないのは、「喫煙すれば怖い人が来るぞ」と威嚇したほうが効果的だと判断されたからでしょう。しかし、臍も根性も少々曲がっている筆者は、疑問を感じました。「警報が出るんだから、万一火事になりそうな事態になっても、誰かが駆けつけてくれるんだ」と安心してしまう人はいないでしょうか。

ある喫茶店のトイレには、次のような「お願い」が書いてありました。

> お願い：大量のペーパーを流すと詰まってしまい、トイレが使用不可になります。これが頻繁になると、トイレをお貸しすることができなくなります。ご協力をお願いします。

詰まらせてしまった客が何人もいたのでしょうねえ。店主の苦悩が伝わってきます。しかし、筆者には、みんなに意味がすぐわかるとは思えないのです。「大量のペーパー」とは、どのぐらいを言うのでしょうか。「大量って、ロール1つ全部ぐらいだろうから、2、3メートルぐらいなら大丈夫だよね」と思う人が、いな

いだろうか……。

商店街には、こういう「お願い」もありました。

> お願い：自転車に乗ったまま通行しないでください。

ううむ、長い、というか、「〜たまま〜する」という文型が使われていて、しかも、否定になっているから、結構複雑だなあ……と、こんなことを考えるのは日本語教師の職業病です。

しかし、世の中にはいろいろな人がいます。最近は、日本語を外国語として話す人も増えてきています。だから、「何々をしないで」「それはなぜか」を言うより、「これをしてください」と、さくっと単純に指示したほうが、通じやすいし、親切でもあると筆者は思います。

筆者の修正案は、次のとおりです。

> 注意：ここは禁煙です（喫煙すると、警備員が来て罰金をいただきます）。

> お願い：一度に使うペーパーの長さは、50センチ以下にしてください（この表示の紙の長さの2倍ぐらいです）。

> お願い：ここで自転車を降りてください。そして、押しながら進んでください。

4

書く技能の構成要素を確認しよう

　本章では、適切な文章を書くにはどのような知識や技能が必要なのか、それをどのように身に付けていけばよいのか、考えてみたいと思います。さっくり先回りして言えば、上達に最も役立つのは**自分というタレントの優秀なマネジャー**となることです。

（1）「硬め」と「軟らかめ」の違い

　仕事の一環として書く文章に**硬めのもの**と**軟らかめのもの**があることはご承知でしょう。「硬め」は、症例報告、実践報告、看護研究など。管理職であれば、部署の年度ごとの記録、ヒヤリハット事例の定期的なまとめ、業務改善の提案などもあるでしょうか。「軟らかめ」は、催しや作業予定の「お知らせ」、何らかの活動への参加や協力を求める「お願い」、機関紙に掲載する「体験記」などでしょうか。

　「硬め」と「軟らかめ」の違いは、前者では明晰・的確・簡明であることが何よりも求められ、この条件は日本語で書こうと英語や中国語で書こうとほぼ同じであるのに対し、後者には固有の文化や習慣を前提とした社会的配慮が盛り込まれ、一定程度のあいまい・迂遠・冗長といった性質が技巧として含まれ得るという点です。この違いを認識しておくことは重要です。

（2）硬めの文章を書くための知識・技能

　硬めの文章を書くにはどのような知識や技能が求められるのでしょうか。筆者は以前の勤め先で、留学生や社会人が多く交じった大学院生たちの研究活動や研究論文執筆に付き合ったり、新入生に学術的文章や実務的文章の書き方を説明したりする立場にあったため、硬い文章を書いた経験が少ない人々には何が必要なのか、どうすればその習得が円滑に進むのか、散々考えました。同じ問題に取り組んでいた仲間たちとの共同研究によって「必要な知識・技能って、こんなところかなあ」とたどりついたのが図 4-1 です。

　この図を見て、こんなにあれこれ必要なのか……と意気阻喪しないでくださいね。ご安心ください！　実は、看護職の大部分は、最も重要であるが外からの介入によって速やかに変化させるのが難しいとされる「基礎」の部分につい

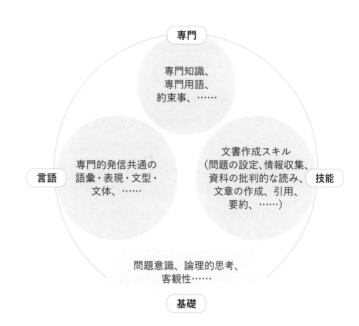

図4-1　アカデミック・ライティングの構成要素

（二通信子・大島弥生・山本富美子・佐藤勢紀子・因京子：パネルセッション　アカデミック・ライティング教育の課題, 2004年度日本語教育学会春季大会予稿集, 2004, p.285 より一部改変.）

て、すでに相当の力をもっているのです。

　「基礎」の内容として最初に挙げられているのは「問題意識」ですが、これは、第2章にて重要だとお伝えした目的の認識と重なります。つまり、論ずべき対象を認識してその輪郭を捉えることです。社会経験の乏しい学生には難しいでしょうが、日々職場でさまざまな問題と格闘している現職者には、問題は見えているはずです。ただし、実感している問題の多くは、種々の要素が錯綜していてそのまま議論の対象にするのは難しいものかもしれません。そうであれば、少し集中して、論じる対象を焦点化する作業が必要となるでしょう。

　次いで「基礎」の内容として挙げられている「論理的思考」「客観性」というのも、平たく言えば、ある出来事や現象の背後にどのような要因が働いているのか、それらは相互にどう関係しているのかを冷静に観察することであって、看護の業務には欠かせないものです。

　このように、看護職は、硬い文章を書く技能の基底を成す部分をすでに獲得しているのです。このことをしかと心に留め、間違っても具体的な知識の習得に汲々とするあまり自分の根幹の力を活かし損なうことのないようにしていただきたく思います。

（3）「言語」「専門」の知識の増大より大切な「技能」を獲得するには

一番気になるのは、書く技能をどのようにして身に付けていったらよいのか、ということですよね。

多くの人が最重要課題だと考えるのは、多分、「言語」「専門」の知識の増大でしょう。確かに、専門的・実務的文章に共通に使われる語彙、表現・文型・文体や約束事などを知っていることは重要です。しかし、忘れたり知らなかったりしても調べればわかることですから、こちらにあまりこだわらず、文章作成の技能を獲得すること、「調べる」「計画する」「助けとなる人や物を探す」「吟味する」「再構築する」といった、書くための行動をとれるようになることが大切です。

この目標に向かう努力を継続するために重要な役割を果たすのが、自分を監督するマネジャー、つまり、**もう一人の自分**です。

情報は、インターネットや電子機器の発達のおかげで、ひと昔前に比べれば信じられないぐらい手軽に入手できるようになりました。例えば、表現についての情報なら、電子辞書が1つあれば類似表現もイディオムも連語関係*も即座に調べることができます。しかしながら、書き上げるプロセスを進めるスキル、すなわち、何のために何を書こうとしているのかを把握して、他者の理解と共感を得るには何を書けばよいかを考え抜き、書いてみて、読み返してよしあしを吟味し、必要なら書き直す……といったプロセスを進めていく力、途中で生じた問題の解決策を考案する力などは、書くことを行う中で身に付けていくしかないのです。

専門的・実務的文章を書く技能は自然に獲得されるものではなく、日本育ちの人が日本語で、英米で育った人が英語で書くとしても意識的な訓練が必要であることは、言語教育学の分野では広く知られています。つまり、初めからさっさと書ける人はほとんどないのです。また、何かを丸暗記するときのように「ガムシャラに頑張る」という方法は通用しません。

だからこそ、専属マネジャーが必要なのです。強い点も弱い点もしっかり見て、わかりやすい作業ばかりやってやった気になっていないか、方向が間違っていないか、冷静に判断し、厳しい指摘をしたり、時には褒美をくれたり、違う見方が必要かもしれないと示唆してくれたりする「もう一人の自分」。

これを、教育学では「メタ認知」**（自分の認知を第三者のように外側から客観的に認知すること）というのですが、この機能をよく使っている人ほど学習がうまくいくと言われています。

実務的な文章は、一定の経験を積めば誰でも書けるようになります。しかし、いくつかの型や言い方を覚えてしまえば大丈夫というものではなく、「やってみる」経験を積むことが不可欠です。もっさりした子を磨き上げ、芸達者な一

*
2つ以上の語の慣用的なつながりを連語関係と言う。連語関係として成立していない組み合わせは、意味がわかったとしても奇妙な感じ（疑問符がつく）を与える。
例①「分厚い辞書（○）」vs.「太い辞書（？）」
例②「この組織は長い歴史をもつ（○）」vs.「この組織は長い年月をもつ（？）」

**
metacognition：「メタ」は「高次の」「超」を意味するギリシャ語からきており、「メタ認知」は「認知についての認知」という意味である。「メタ認知」とは、自分の認知活動（知覚、記憶、学習、言語、思考など）を一段高いところから対象化して捉えている「もう一人の自分」と言える。これを発達させると学習や訓練や仕事の成果が向上すると考えられている。p.85 も参照。

流タレントに育てて八面六臂の活躍をさせる敏腕マネジャーのように、自分の強みと弱みを誰よりも心得ているあなたが、あの手この手であなた自身のやる気を引き出し、育ててください。

Lesson ⟶ 患者さん向けの文章では「圧縮表現」にご注意！

看護の業務は大変忙しいので、医療関係者同士の連絡に用いられる文章では、なくてもわかる述語や助詞が省略された、「圧縮表現」が多く用いられているようです。

> ○○氏は、＊月＊日に、1.2ｍ程度下の側溝へ転落されて受傷。当院救急搬送され画像検査にて上記診断いたしました患者様です。

これは、救急病院から転院先への情報提供書の中の文章です。「受傷。」「当院救急搬送され」「上記診断」など、圧縮された表現が使われている一方、「転落されて」「いたしました」「患者様」と、丁寧度を高める表現も用いられているのがいささか奇妙な印象を与えますが、関係者だけが見るのであれば、それでかまわないのでしょう。

もし、関係者以外の目に触れる可能性もあると考えるのであれば、

> ○○氏は、＊月＊日に1.2ｍ程度下の側溝へ転落して受傷し、当院に救急搬送され、画像検査の結果、上記のように診断された患者である。（実務文）

とするか、

> ○○氏は、＊月＊日に1.2ｍ程度下の水路へ転落なさって受傷され、当院へ救急搬送されていらっしゃいました。画像検査の結果、上記の診断がなされました。（○○氏が主語となる述語を「尊敬形式」にした文）

とするか、どちらかになるでしょう。

「えっ、実務的な敬語抜き文を使ってもよいの？」とお思いかもしれませんが、実務的連絡として書かれていることが明らかですから、かまわないと思います。

問題は、患者や家族に向けて書かれた文章に「圧縮表現」がうっかり出現することです。

> 例1：ご入院中に病棟移動が発生する場合もございますので、あらかじめご了承ください。

> 例2：ご入院中に主治医の指示以外で他医療機関受診は、お控えください。

意味が伝わらないとまでは言えませんが、こういう仲間内の言葉が堂々と使われていると、いくら「当院は患者様中心の医療を行っております」と言われても、何だか、ちょっと……。圧縮された表現を使ってはいけないわけではありませんが、圧縮表現と一般的な表現との違いを意識して、使い分けることが大切です。

> 例1の修正案：ご入院中に別の病棟の病室に移動していただくこともあり得ます。ご了承ください。

> 例2の修正案：ご入院中には他の医療機関を受診しないでください。ただし、主治医の指示があれば、かまいません。

5

文章の印象を決める諸要素を確認しよう

（1）「困った文章」の特徴

　本章では、実務の場で求められるよい文章とはどのようなものか、どうすればよい文章になるのか、考えてみたいと思います。とは言ったものの、「よさ」というのは、美人の「美しさ」と同じで、捉えにくいのです。そこで、逆から探ってみようと思い、部下の報告文などをまとめた経験をおもちのベテランの看護師さんたちに、今まで扱った「困った文章」はどのようなものだったかを尋ねてみました。すると、表5-1のようなお答えが返ってきました。

　ざっくりまとめてみますと、「困った文章」には「わかりにくい」「面白くない」「役に立たない」「不正確・不明瞭である」といった問題があるようです。ということは、「わかりやすく、面白く、役に立ち、明瞭」である文がよい文章なのですね。

表5-1　看護管理者の観察した、困った文章の特徴

*
When（いつ）・Where（どこで）・Who（誰が）・What（何を）・Why（なぜ）・How（どのように）を指す言葉。情報を伝達する場合、5W1Hに沿って内容を整理するとわかりやすい。

- ・何を言いたいかわからない
- ・伝わってこない
- ・読んでも理解できない
- ・5W1H*が書かれていない
- ・具体的でない
- ・内容が不明
- ・項目と内容が合っていない
- ・焦点がぼけていて具体的な内容が見えない
- ・長々と書かれていて読む気がなくなる
- ・だらだらと書いてある
- ・要点がない
- ・きれいに書こうとして結局何をどうしたいかわからない
- ・報告はしているが問題点や改善点や課題が書かれていない
- ・語尾が統一できていない
- ・主語や述語がない
- ・述語が主語を受けていない
- ・長文で句点がない
- ・ひらがなばかり
- ・字が汚い
- ・文章の区切りがない
- ・誤字脱字が多い　　　　　　　　　　　　　　　　　　など

（因京子：現職者への専門的実務文作成支援　留学生教育の知見に基づく看護師支援の試み〈仁科喜久子監修：日本語学習支援の構築　言語教育・コーパス・システム開発, 凡人社, 2012, pp.91-104〉より抜粋.）

ここで、あなたがわかりにくい報告文を部下から受け取った師長であると想像してみてください。その部下にどう対応すればよいでしょうか。「わかりにくいですよ」と言ってみますか……。おわかりのように、これはまったく効果的ではありません。こちらは直感的に「わかりにくい」という印象をもったわけですが、書き手はわかると思って書いたのですから、「わかりにくい」と言われて「そうだなあ」と思ったりはしません。「伝わってこない」「理解できない」「焦点がぼけている」などと言ってみても同じことでしょう。これらもこちらの印象を述べているだけですから、同意を得られないばかりか、反発を買ってしまうかもしれません。よりよく書き直してもらえるよう、何か助言を与えたいところですよね。

　しかし、「ここをこう変えたら」といった代案を提示しても、その場はしのげるかもしれませんが、根本的な理解を深めることはできません。よくある「作文に赤ペンを入れる」という方法については、指導者の負担の割には教育効果が上がらないと報告されています。すでにおわかりだと思いますが、表面的な言葉を操作する前に、わかりにくいという印象が何によって生じるのかを考えること、代案を示すとしても代案と元の表現とはどう違うかといった点を追究してもらうことが、部下の進歩につながります。

（2）「よい文章」を生み出す要素

　文章の印象は**文章を成り立たせる諸要素の総合**として生み出されます。「わかりやすい」という印象を生み出すには、直感に頼って言葉をいじるのではなく、「わかりやすい」という印象を支える要素を認識して、そこに働きかけなければなりません。ちょうど、少しでも「小顔」に見せたいと思うなら、顔のサイズの見え方を左右するのは何かを知って、そこを工夫しなければならないのと同じです。

　図5-1に示したように、「面白い」「わかりやすい」「正しい」「役に立つ」といった印象は、「主題の適切性」「構成の明確さ」「内容の妥当性」「表現の明晰

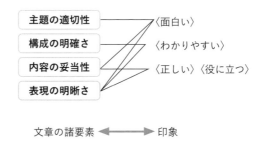

書き手は、「印象」の向上をめざして、「文章の諸要素」を操作する。

図5-1　文章の諸要素と印象

さ」という、文章の諸要素の組み合わせから生じます。とかく目が行きがちな表現（語や言い回し）は、実は、文章の巧拙を左右するいくつかの要素の中の1つにすぎないのです。よい印象を与えるためには、表現以外の要素も工夫しなければなりません。

　文章を読んでもらって理解と共感を勝ち得るには、何と言っても「面白い」ことが大切です。この鍵を握っているのは「主題の適切性」と「内容の妥当性」です。「表現の明晰さ」も重要ですが、主題とそれを支える内容がよくなければ、表現を工夫しても効果は上がりません。

　「主題」とは、その文章で書き手が述べることの中心、つまり、読み手に「○○が△△である」と思ってもらいたい、そのことです。書く前にこれを明確にしていないと、つい「○○」に関係しているあれこれを羅列してしまい、話が散らかってまとまりが失われます。

　「わかりやすい」を根本で支えるのは「構成」です。このためには、同主旨の情報をまとめ、そのまとまりを適切に並べ、ところどころに「道しるべ」を置くことが大切です。「道しるべ」というのは、「しかし」「したがって」「というのは」「まず／次に／最後に」といった、直後に出てくる情報がそれまでの話に対してどう位置づけられるかを示す接続表現です。接続表現は、「けちけちと」、ここぞというところだけに使ったほうが効果的です。道を歩くときだって、標識や注意書きがありすぎるとうるさいと思ってしまいますよね。

　「内容の妥当性」というのは、主題に共感してもらうために述べる説明や例やエピソードなどが読み手の興味を喚起し「なるほど」と思わせるものかどうかということです。「面白さ」をめざすときも、「面白くないことは何か」と逆から考えてみると方針が立てやすいかもしれません。誰でも知っていること、もっともらしい美辞麗句、誰も反対しない当たり前のことなどは、書きやすいかもしれませんが、読み手は退屈します。

　正しくて、役に立つようにするには、提供する情報の質が最も重要です。読み手を惑わせたり過たせたりしないことはもとより、読み手が何らかの点で有益に利用できることを差し出すことが不可欠です。あやふやな情報を確かなことのように述べる、どうにでもとれるようにぼかして責任を回避する、結論が明らかでない記述によって読み手の時間を空費させるといったことは、厳に戒めなければなりません。

　よい文章は、諸要素の総合によって生み出されます。「面白く、わかりやすく、正しく役に立つ」文を書くには、「主題」「構成」「内容」「表現」を総合的に工夫することが大切です。

Lesson ──▷ よりよい文章にするための推敲

　学生時代、課題を提出期限直前にようやく書き上げて駆け込みで提出した、という経験をもつ人は少なくないかもしれません。しかし、これは本当に大損です。推敲が十分に行われたかどうかで文章の出来は驚くほど変わりますし、推敲を緻密に行えば行うほど自分の文章を他者の目で見る技能が磨かれ、文章に対する感受性が俊敏になるからです。

　推敲にはいくつかの段階があります。第1段階は、内容と構成および論理的妥当性をチェックする作業です。矛盾や飛躍がないか、論証は反論を封じられるだけのものとなっているか、例や挿話は適切か、不要な繰り返しがないか、それぞれの節や段落などの位置づけが明瞭であるか……こうした点をチェックするときは、あえて、字句の間違いなどは気にせず、内容に集中すべきです。細かい具体的な問題は目につきやすく、そちらに気をとられてしまうと根本的な問題に注意が向かなくなる恐れがあるからです。内容の点検は、書いている途中でも書き上げた直後にも当然行われているはずですが、それだけでは不十分です。必ず、最低でも一晩は寝かせて、「書いている私」とは「別人」になって見直してください。

　第2段階は、記述の読みやすさのチェックです。段落と段落、文と文のつながりに無理がないか、接続詞を使いすぎていないか、文の形が表現意図に合っているか（例えば、「ここで問題となるのは○○である」と「ここで○○が問題となる」のどちらが文脈に合うか）など、読みやすさと流れのよさを包括的に検討します。音読してみるとよしあしがよくわかります。

　第3段階は、字句の徹底チェックです。誤字・脱字はもちろん、パソコンで執筆したら誤変換にも注意しなければなりません。句読点、つまり「。」や「、」の位置やフォント（日本語文にも「.」と「,」が使われることが増えています）、「すなわち」と書いたり「即ち」と書いたりするような表記の揺れをなくし、送り仮名のつけ方も統一しましょう。

　通常の推敲ならここまでですが、課題や論文を提出する場合には、書式の規定が守られているかどうかのチェックを忘れてはなりません。1行の文字数・1ページの行数の規定（例：35字×30行など）に沿うことはもちろん、文字のフォント、サイズ、ページのレイアウト（特に、文書の頭の部分の書き方）、図や表がある場合はその位置やつけるタイトル・説明文の文字が提出先の規定に合っているかどうか、すべてを細かくチェックします。特に、引用文献一覧の書き方は重要です。書誌情報の各要素の順序や表記法がまちまちになっていないか、もれがないか、慎重に点検します（p.43参照）。この手順に関しては、提出先となる機関から「提出前チェックリスト」が提供されていることもあります。

　推敲は、執筆と同等の、あるいは、それ以上の集中力を傾けるだけの価値があるものです。実務の一環として書く文章にはたいてい「締め切り」という名前の怖い「おばけ」がついてきますが、おばけに脅かされず、自分の最高の力を最大限に反映した文章を仕上げられるよう、執筆計画を立てる際には、ぜひ、推敲のための日をとっておいてください。

6

文章の「スキーマ」を形成しよう

*
schema：ある物や概念や行動についての、一般化・構造化された知識の枠組みのことで、これのおかげで個別の事物・事象に対応できると考えられる。例えば、「病院で診察を受ける」という行動について人は「だいたい、このようになる」という枠組みとしての知識、いわば、「受診スキーマ」をもっており、そのため、初めて訪れる病院での手続きが前に行ったことのある他の病院とまったく同じでなくても、まず受付を探し、そこで手続きをし、指示を聞いて……といった一連の行動をとまどいなくとることができる。あるタイプの文章についてのスキーマとは、「内容・構成・表現などが、ほぼ、このようであるはず」という知識であり、例えば「この文章は論文らしくない」といった判断ができるのは「論文スキーマ」をもっているからである。

本章では、文章を書く力の核心を考えてみたいと思います。文章の作成には複合的な知識や技能が関与しており（p.17 の図 4-1 をご参照ください）、どれかに偏ることなく必要な力をバランスよく伸ばすためには、到達地点の様相をなるべく明瞭に捉えようとすること、めざす山頂が雲に隠れていても「頂上はあの辺かな、こんな感じじゃないかな」と見当をつけながら進むことが大切です。

書く力の核心は、完成した文章の全体像を思い描くための原型のようなものを心にもっていることだと考えられ、それを、専門日本語教育の分野では**スキーマ** * と呼んでいます。あるタイプの文章を書く力を獲得するというのは、そのタイプの文章のスキーマを形成することにほかなりません。

筆者は長い間、外国出身の大学生や大学院生に日本語を教えたり、国籍や年齢がさまざまな大学院生に論文執筆の手助けをしたりしてきたのですが、「語学力の核心とは何なのだろう？」と考えさせられることがたびたびありました。語にも文構造にも誤りがなく難しい語も適切に使っているのに決定的に不適切な文章がある一方、使われている語も文構造も初歩的なものなのに論述としての基準を満たす文章もあるのです。

（1）「スキーマ」をもたない人の文章

筆者が遭遇した「研究計画」の中の文章例を見てください（例の使用には提供者の了承を得ています）。

例 1 研究方法

> 調査対象として、まず、Ａ と Ｂ とを考えた。次に、〇〇（特定の場）ではＣが多く使われていることが判明したため、Ｃを加えた。さらに、最も普及しているものを入れる必要があると考えて、Ｄも対象とした。

> 　先行研究 X によると、A と B には〇〇〇という共通性がある。それでは両者には相違点はないのであろうか。そこで、本節では、A と B の△△△に異なりがあると考え、両者の比較をすることにする。

　例1と例2には文体や文法などの誤りはありませんが、重大な問題があります。例1は「研究方法」の記述の一部で、対象選択の過程が生起した順に述べられていますが、A〜Dを選んだことが調査目的に鑑みて妥当であることを伝える記述がありません。書き手になぜこう書いたのか尋ねてみると、「事実とその背景を客観的に述べることが必要と思って」ということでした。

　つまり、例1の書き手は、書こうとする文章の文体の特徴や「まず／次に／さらに」といった接続語は知っていて、「事実性、客観性が重要」ということもわかっていたのです。しかし、研究計画の全体像における対象選択の記述の役割、つまり、「研究成果の意義の立証に役立てるためであり、したがって、対象が研究目的に合致していることを示さなければならない」ということを認識しておらず、起こったことをありのままに述べれば客観性が確保されると思い込んで、行った手順をそのまま述べていました。肝心の情報が欠如しているため、これを添削して改善することはできません。

　例2は、研究目的を述べていますが、型だけを表面的に踏襲してしまった残念な例です。研究目的の記述は一般に「現状にある穴（未だ知識が不十分な点）を指摘する⇒この研究でその穴を埋めると述べる」という形をとり、「⇒」のところに「そこで」が頻用されます。

　例2の書き手はこの型を知っていたのでしょうが、「そこで」の前に「穴」を述べるとき、その「穴」が追究するに値すると読者を納得させるだけの客観性を備えた記述をしなければならないということ、つまり、A と B の間に違いがあると考えられることだけを言っても不十分で、その違いを追究することに意味があると示す必要があることは、理解していなかったようです。型や語彙を覚えても、全体におけるその部分の役割を認識していなければ、適切な記述はできません。

（2）「スキーマ」をもつ人の文章

　例1や例2とは対照的に、語彙の知識も文構造の知識も限られているけれども必要な情報を提示している文章もあります。

　次ページの例3は、日本語の初級学習者が調査の内容を述べたものです。

> **例3** 調査の内容
>
> 　私の調査が、ABC の 3 つのグループです。＊＊（ある要素）の影響を調べたいですが、A は、＊＊（ある病気）になった人に会ったり話したりしたことが 10 回以上あります。B は、9 回以下、C はありません。A と B と C に 2 つテストをします。

　例 3 は、一見してわかる表現上の問題がありますが、対象者の分類の妥当性を示すために必要な情報は述べられていますから、添削することは難しくありません。やってみました。

> **例3** 調査の内容　修正案
>
> 　＊＊（ある要素）の影響を調べるために、ABC の 3 群を対象に 2 つのテストを実施する。ABC は、＊＊（ある病気）の罹患者との接触回数が、それぞれ、10 回以上、1 〜 9 回、0 回である。

　例 3 の書き手は、英語ではすでに研究論文を書いたことのある人で、日本語の語彙や表現の知識はまだ少ないけれども、こうした文章がどのようであるべきかを判断する知識をすでに備えていたと考えられます。例 3 の書き手がもっていると考えられる経験に基づく構造化された知識を、専門日本語教育分野では（専門的・学術的・実務的文章の）「スキーマ」と呼んでいます。

　スキーマは、語や形式についての具体的な規則の束ではなく、文章のあり方についての適切な想定だと言えます。目標とする文章のスキーマをもっている書き手は、それぞれの部分で使う具体的な言葉や表現や内容の候補を、全体の目的との関連や他の部分との均衡の中で柔軟に判断して制御し、全体としての整合性を実現します。

　スキーマとは、たとえて言えば「ファッションセンスのいい人」の「センス」のようなものでしょうか。センスのいい人は、かっこいいかどうかを「青には白が合う」といった固定したルールに基づいて判断するのではないでしょう。ある「青い上着に白いシャツ」をいいと感じても、別の「青い上着に白いシャツ」はダメだと言うかもしれません。しかし、そのときの気分ででたらめに判断しているわけではなく、すっきりとしたかっこいい姿がイメージとして内在していて、それに照らして個々のアイテムの適否を判断しているのです。もちろん、具体的なものをあれこれ見続けることによって、かっこいい姿の想定は、広がり、深まり、柔軟に進化していくことでしょう。

（3）スキーマを形成するには

　　「スキーマ」というカタカナ語をわざわざ使うのは、型（パターン）や規則の集積とは違う、抽象的で柔軟性のある知識であることを明確にしたいからです。

表6-1　スキーマの理解とスキーマの形成

①スキーマとは
・あるタイプの文章を「書く力」の核心にあるもの： 　完成した文章の全体像を思い描くための原型（についての知識） ・語や形式についての具体的な規則の束ではなく、文章のあり方についての適切な想定 ・経験や記憶に基づいて構造化された情報・知識
②スキーマを形成するには
・他者が書いた文章について、その文章の目的を意識しながら、構成や表現や内容の適切性を評価し、書き直してみる （例えば事例報告についてのスキーマを形成したい場合は、他者の事例報告について上記の作業を行う） ・情報のインプット量を増やす。特に自分の専門分野とは異なる文章を読む（文章自体の構成や表現に着目して読む） ↓ これらの経験が増すにつれて、 文章の「適切さ」についての「スキーマ」が形成され、内在化される

　さらに、性格の違う知識である以上、語彙や型や規則などの習得には有効性を発揮する「暗記」や「模倣」という手段に依存していては、スキーマ形成が進まないかもしれないと知っておいていただきたいからです。「こうすればよい」「これが大事」といった知識を頭に詰め込んでそれを表面的に使ってもちゃんとした文章にならないことは、例1と例2が示しているとおりです。

　スキーマの形成を促すにはどうしたらよいのでしょうか。「これさえすれば、たちまちに」という特効薬は残念ながら筆者も知らないのですが、筆者が支援する場合には、「吟味」と「書き直し」という作業をよく行います（表6-1）。誰かが書いた文章について、その文章の目的を意識しながら、構成や表現や内容の適切性を評価し、書き直してみるという作業です。本書のPart 2では、一緒にその作業を行いましょう。

　それと、何よりも必要なのは、情報のインプット量を増やすことです。つまり、**読む**。それも、自分の専門分野とは異なる分野の文章を読むことをおすすめします。というのも、自分の分野のものは内容から論点が類推できたり、内容の面白さや問題点に関心を奪われたりして、文章自体の構成や表現に着目して読むことができにくいからです。

　新書や選書などから興味を惹かれた内容のものを選んで読んでみるとよいと思いますが、最近の新書には文体も構成も話し言葉に極めて近く、書き方の参考にならないものも見受けられます。できれば、巻末や章末に注をつけて出典を明記してあるような学術的性格の強いものを選ぶことをおすすめします。

　筆者は、大学新入生対象の英語および日本語でのライティング科目において議論展開やパラグラフ構造を観察してもらう際には、専門的な内容を一般人向けに英語で書かれた本やその翻訳をしばしば用います。議論の展開やパラグラフ構造が極めて明瞭で、観察しやすいからです。『間違いだらけの子育て』（インターシフト刊）、『暴走する資本主義』（東洋経済新報社刊）、『ファクトフル

ネス』（日経BP刊）は、内容も面白く、おすすめです。

ワンポイント Lesson ▶ 外部の人にお願いするときは、「外部の人の目」で眺める

　外部の人に、自分の勤めている施設や機関の研修などで講師をしてくれるよう依頼するとき、やってしまいがちな失敗の1つは、自分にとって当たり前のことをそのまま書いてしまうことです。

　下の講演依頼（原案）をご覧ください。

> **講演依頼　原案**
>
> 　時下ますますご清栄のこととお喜び申し上げます。平素は当大学の看護教育にご理解ご協力を賜り厚く御礼申し上げます。
>
> 　さて、当大学では昼休みの時間を利用して、災害救援や国際援助の活動について情報交換を行う「スマイル・ミーティング」を定期的に開催しております。つきましては、下記により「支援活動概論」の講義の一環として、○○大地震において医療チーム第△班として派遣された経験をおもちの貴院看護師A野B子氏にご講演を賜りたく、特段のご配慮を賜りますようお願い申し上げます。
>
> 連絡先：○○大学 学務係

　丁重な言葉が使われていますが、依頼されたA野B子さんは面食らったのではないでしょうか。「えっ、私がやるのは、スマイル・ミーティングなの？それとも、支援活動概論の講師なの？」

　筆者も、いくらこの文章を見ていても事情がわかりませんでしたので、この文章を作成してくださった方に聞いてみて、ようやく事情が判明し、次のように書き直しました。

> **講演依頼　修正例**
>
> 　時下ますますご清栄のこととお喜び申し上げます。平素は本学の看護教育にご理解ご協力を賜り厚く御礼申し上げます。
>
> 　さて、本学では「支援活動概論」という科目を設置しており、この科目の一環として、○○大地震に際して医療チーム第△班として派遣された経験をおもちの貴院看護師A野B子氏にご講演を賜りたく、特段のご高配をお願い申し上げます。なお、「支援活動概論」は初年次生対象の科目ですが、今回のご講演は本学で定期的に行っている「スマイル・ミーティング」（昼休みの時間を使って災害救援や国際援助の活動についての情報提供・情報交換を行う活動）の枠を用いて実施し、他学年の学生や教職員にも貴重なご講演を拝聴する機会を与えたいと考えております。
>
> 　ご不明な点がおありでしたら、下記のどれにでも、ご連絡ください。よろしくお願いいたします。
>
> 連絡先：○○大学　学務係
> TEL ○○-○○○○-○○○○
> 准教授C川D代（担当）
> ckawa@○○○○.ac.jp
> 携帯電話 ○○○-○○○○-○○○○

　相手に対する誠意を示す最高の方法は、相手にかかる（かもしれない）負荷を最小化することです。独りよがりな表現になっていないかしっかり吟味し、問い合わせも、相手が自分で調べなくてもすぐできるようにしておくことが、言葉の丁重さ以上に大切です。

7

書く前にアウトラインをつくり
展開構造を検討しよう

outline：文章の設計図となる
もの。

本章では、意見を述べる文章の**アウトライン***を検討したいと思います。

意見を述べる文章は、報告などの実務的文章や研究論文をはじめとする学術的文章の原型です。達意の意見文をつくるには、局所的な言葉遣いにとらわれすぎず、提示する情報の妥当性や議論の順序や相互関係、すなわち、文章の展開構造に留意することが肝心です。面倒なようでも書き始める前にアウトラインをつくり、その段階で展開構造の整合性を十分に検討すると、首尾一貫した文章を書く作業はずっと楽になります。

ここで素材とする文章（例）が述べる意見は、「日本は死刑制度を廃止すべきだ」というものです。「えー、死刑制度？　もっと看護と直接関係する話題を扱ってほしいなあ……」という声が聞こえてきそうですが、前章で触れたように、専門分野の実績をもつ人々が文章について考えるには、専門外の話題を扱うことが意外に効果的なのです。専門分野の事柄を扱った文章を対象にすると、展開や表現よりも内容の妥当性に注意が向いてしまう恐れがあるからです。また、文章の構造や表現に瑕疵があっても、読み手に知識があって意味の推測が可能なため、看過されがちになるという問題もあります。それに、何人かで議論する場合には客観的に議論しにくい雰囲気が生まれるかもしれません。

筆者は何度か看護職の方々の学習会に参加したことがありますが、専門の話題を扱った文章を取り上げると、熱意をもって取り組めるというよい点がある反面、専門についての理解不足と思われるのが心配で発言できないとか、若手は先輩の意見に反論しにくいといった問題点もあるように思われました。職業上の行動に直ちに影響を与えるわけではない専門外の話題は、文章の整合性を客観的に検討できるという点で利用価値が高いと考えられます。

（1）アウトラインのつくり方

アウトラインのつくり方は、ご存じの方も多いと思いますが、確認しておきます。まず、自身で調査やブレーンストーミングを行って盛り込めるかもしれない情報を総ざらいにしてみて、取捨選択した情報をいくつかのまとまりに分類し、配列します。そして、各まとまりの要諦を簡潔に示す文（「看板文」、すなわち「トピック・センテンス」）を考案します。原則は、1つの段落には1つ

表7-1 「どひゃー型」のアウトラインの構造

Ⅰ．導入（序論）
　背景事情を少しだけ述べ、主張（＝結論）を述べる。
Ⅱ．本体（本論）
　第1段落：段落の最初に、支持文1（＝看板文1）として、主張の妥当性を支持する（＝
　　　　　　裏づける）考えを述べる文を置く。続いて、支持文1の詳細な説明や根拠や
　　　　　　データなどを述べる。
　第2段落：段落の最初に、支持文2（＝看板文2）として、主張の妥当性を支持する、第
　　　　　　1段落の考えとは別の考えを述べる文を置く。続いて、支持文2の詳細な説
　　　　　　明や根拠やデータなどを述べる。
　第3段落〜：上と同じ要領で、必要なだけ段落をつくる。
Ⅲ．結論
　本体の議論の要点をざっくりと述べ、結論（＝主張）を述べる。

の考えにまとまる内容だけを述べること、そして、その考えを先に述べること
です。

　情報のまとまりをどう配列するか、すなわち、展開方法には、大雑把に言う
と「どひゃー型」と「なるほど型」があります。まず結論を最初に述べて読み手
を「どひゃー」と驚かせてから説得材料を出していくか、諄々と情報を小出し
にして終わりにたどり着くまでに読み手を「なるほど」と頷かせるか、この2
つです。私たちが直感的に親しみを感じるのは「なるほど型」でしょう。しかし、
「なるほど型」では、小出しされる情報に対し、読み手は、それ自体に不審は
抱かないとしてもそれが何にどうつながるのか意味づけできないまま付き合っ
ていかなければなりません。途中まで読めば結論がうっすら見えてくるとはい
え、それまでが何ともじれったい。ですから、能率第一の実務の場で用いられ
る文章の基本は、結論を先に出す「どひゃー型」なのです。アウトラインの構
造を図式的に示すと、表7-1のようになります。

（2）アウトラインの原案を改善してみよう

　具体例を見てみましょう。死刑制度廃止を主張する文章のアウトライン（の
原案）を、どのような問題があるか、改善するにはどうすればよいかを考えな
がら、お読みください。

原案　「死刑制度廃止論」アウトライン

〈導入〉
　日本には死刑制度があり、死刑制度を支持する人が近年増加している
が、廃止すべきだと強く主張している人もある。私は、廃止しなければ
ならないと考える。
〈本体〉
支持文1：人は間違いをする。
・日本では自白重視の伝統があったため冤罪事件が多数発生した。死刑

判決が上級審で覆ったり、再審で逆転無罪となったりした事例が多数ある。

支持文2：死刑制度を悪用する人がいる。

・自殺ができず死刑で死にたいという理由で無差別大量殺人を犯す者がある。附属池田小学校事件（2001）、秋葉原通り魔事件（2008）の犯人。

支持文3：死刑囚にも人権がある。

・殺人がいけないなら、国による殺人もいけない。生存権という基本的人権を奪ってはいけないというのは絶対の原則である。

・被害者の基本的人権を侵した加害者が生きていては遺族の悲しみが収まらないとか、死刑が犯罪を抑止すると主張する人があるが、遺族の中には、「加害者は真相を語り、生きて償ってほしい」と、死刑制度廃止を提唱している人もある。また、死刑廃止国で、死刑廃止前後で犯罪が増えたという事実はないという報告が多数されている。

〈結論〉

以上の3つの論拠に基づき、死刑は廃止すべきだと私は主張する。

どうでしょうか。もっともだと思われる理由が述べられており、具体例も挙げられていて、なかなかよい原案であるように思われます。しかし、有用性の高い情報が集められているものの、そのまとめ方、並べ方には、問題があります。

まず、支持文と結論とが直結していません。例えば支持文1と結論をつないでみると、「人は間違いをするから、死刑制度は廃止すべきだ」となり、間の理屈が抜けていることがわかります。この筆者は、「人は間違いをする⇒死刑制度においても間違い（冤罪）が起こる⇒だから、死刑はいけない」という論理を考えているのでしょうが、結論に直接つながる部分を省略してその前の段階を示しています。支持文2にも同じ問題があります。「悪用する人がいる⇒死刑制度があるために凶悪犯罪が起こる⇒だから、死刑はいけない」と間を補わなければなりません。この筆者は、その過程を読者の想像に任せても大丈夫と考えているのでしょうが、これは、実務的文章としてはアウトです。直感的につながっていると思われる2つの事柄の間に本当に「論拠と結論」という関係が見いだせるかどうか、これは、アウトラインを検討するうえで最も重要な観点だと言えます。

論拠が偏っているのも問題です。大きく見ると、支持文1と支持文2は、2つの論拠を挙げているのではなく、どちらも「死刑制度を適切に運用することは難しい」ということを示しており、1つの論拠につながる同種類の議論をしているのです。言うまでもなく、1つの論拠にかかわる多数の事例を挙げるより、複数の異なる論拠を挙げて議論を多面化したほうが、説得力が強まります。

この点で、支持文3の人権に関する議論は、「運用」ではなく「理念」という別の面に触れており、論拠の多面化に貢献すると考えられます。

しかし、支持文3と段落の中身の情報とは整合していません。前半に述べられていることは確かに人権についての話ですが、遺族の感情を慰撫できるか、犯罪を抑止できるかというのは、いずれも、理念ではなく、死刑制度が期待される効果を上げるかどうかについての議論です。この、「効果」についての議論は、もう1つの立派な論拠と見なせる内容であるのに、理念の議論の枝葉のように扱われていて、実に残念です。おそらく、書き手は人権の侵害という考えに沿って直感的に話をつないでしまったのでしょう。

以上のように、アウトラインの原案は、死刑制度の是非について検討するための有用な情報が多く盛り込まれてはいるものの、情報が適切に分類されておらず、死刑を廃止すべきであるという主張の理由を直接示す文が述べられていないという問題を含んでいます。

この問題を解決するには、あれこれの情報をまとめる**上位概念**を的確に認識することが死活的に重要です。具体をまとめる抽象概念を言語化する、つまり、そのまとまりに「運用」「理念」「効果」というラベル（見出しと同じ役割）をつけることができれば、「適切な運用ができない」「理念的に妥当でない」「期待される効果が上げられない」という、主張に直接つながる支持文を考案することは容易です。これらの支持文によって、複数の面からバランスのよい検討が行われていることが明示され、説得力が高まります。順序は、「理念」⇒「運用」⇒「効果」と、抽象性の高い「そもそも論」を扱う段落から具体性の高い実例や調査結果を提示する段落へと進めたほうが、読み手の共感を徐々に高める効果が得られそうです。原案を修正し、情報を少し補った**修正例**を、見てください。

> **修正例** 「死刑制度廃止論」アウトライン
>
> 〈導入〉
> 　日本では、死刑制度を支持する人は、2018年に実施された意識調査において過半数を上回っているが、廃止を強く主張している人もいる。私は、3つの理由で、死刑制度は廃止すべきだと考える。
> 〈本体〉
> 支持文1（論拠1）：（理念について）死刑は、「人権を護る」という国家の義務と矛盾する。
> ・国の最も重要な義務は国民の人権を護ることであり、生存権は最も重要な人権である。国家がそれを奪うのは、国家の義務と矛盾する。
> 支持文2（論拠2）：（運用について）死刑制度を適切に運用することは難しい。

2-1：誤審の可能性がある。

・人は間違うことがある。以前は、自白を重視する捜査方法のため、冤罪が発生しやすかった。再審で死刑判決が覆った例がある。

2-2：死刑制度を悪用して甚大な被害を与える人がいる。

・2001 年の附属池田小学校事件の犯人、2008 年の秋葉原通り魔事件の犯人は、死刑判決を受けて死にたいという身勝手な理由で大量無差別殺傷を行った。

支持文 3（論拠 3）：（効果について）死刑は、期待される効果を上げない。

3-1：遺族の感情を慰撫することはできない。

・犯人が生きて償いと慰霊の一生を送るほうが、遺族の気持ちは安らぐ。

3-2：犯罪抑止効果は期待できない。

・死刑廃止国で、死刑廃止前後で犯罪が増えたという事実はないという報告が多数されている。

〈結論〉

　以上述べたように、死刑制度は、理念的に考えても、適切な運用の可能性という点から考えても、実際的効果という点から考えても、維持すべきでない。死刑を廃止して、犯人に時間を与えて事件の真相を明らかにさせれば、今後の犯罪防止方法を考案する助けになるだろう。死刑は一日も早く廃止すべきだ。

　アウトラインを整備してから書き始めれば、途中で話がそれてしまう恐れはありません。あとは、全体の長さを考慮して論拠にかかわる事例をいくつ盛り込むか、その説明をどのぐらい詳しくするか、表現をどうするかなどを考えながら、どんどん書き進めればよいのです。論理展開の適切性と表現の適切性はどちらも重要ですが、後者のほうが具体的であるため、ついそちらに目が行きがちになります。アウトラインの段階で展開の整合性を慎重に検討すること（表 7-2）は、時間と手間がかかるようですが、結局は早道です。

表 7-2　アウトライン段階で展開の整合性を検討する視点

・結論と各段落の支持文が、直接つながっているか
・事例をまとめる概念が明確に意識されているか
・複数の異なる論拠が提示されているか（複数の事柄を述べていても、結局は 1 つの概念をさまざまに示しているだけではないか）
・各段落の支持文と段落内の情報とが噛み合っているか

論理的な文章とは、どのような文章でしょうか。それは、読み手と想定している人々に書き手の伝えたい事柄を円滑に理解させることができる、筋道が通っている文章だと言えるでしょう。述べられていることがすっと胸に落ちて、表現もすっきりしていると感じられる、そんな文章です。論理的な文章を作成するには、内容に飛躍や矛盾がなく、展開が自然であると感じられるようにし、正確かつ明確な表現を用いることです。

内容についての必須条件は、伝えたいことの核心（主張）が明確であり、それを納得させるために用いられている事例や説明（根拠と論拠）が具体的、かつ、主張との関連性が明瞭であると読み手に感じられることです（図 7-1）。この条件を満たすには、アウトラインの段階での十分な検討が必要です（p.29 参照）。展開も、アウトラインの段階でチェックできます。含めようとする情報をどのような順序で提示すると読み手にとって理解しやすく印象的であるかをあらかじめ検討しておけば、首尾一貫した文章を書くことは難しくありません。表現については、用いた語が書き手の考えを正確に伝えていることが最低条件です。語の意味を勘違いしていることは絶対ないと確信できる人はないでしょう。また、言いたいことを的確に表す語が思い浮かばないこともよくあります。面倒をいとわず国語辞典や類語辞典を利用すれば、正確で緻密な表現が

可能となります。語と語の結び付き（連語関係、p.18 参照）の適切さは、「連語辞典（コロケーション辞典）」で確かめてください。これらの辞書はインターネットでも利用できますし、大きめの電子辞書には収められています。あいまいな表現を使っていないか、文の頭尾が整合しているかといった点についての検討も必要です。

論理的な文章を書くうえでの最大の敵は、読み手を具体的に想定せずに書くことです。読み手のもつ背景知識や前提について十分に考えておかないと、説明不足の記述をして議論に飛躍があると感じさせたり、逆に、わかりやすくしようとするあまり説明過剰になって退屈な印象を与えたりしがちです。論理性を担保するためには、構想段階で読み手がどのような人々かを十分に考えて適切な内容や展開についての検討を入念に行い、執筆後には慎重に推敲を重ねることが必要です。

論理的な文章を書くうえでのもう 1 つの敵は、その時点で多数派となっている価値観やスローガンのように頻繁に用いられている表現を手軽に利用することです。これをやってしまうと、実際以上に充実した内容を述べたような錯覚が生じて、肝心の部分が具体的に説明されていない文章や、ありきたりの内容しか述べていない文章になりがちです。用心が必要です。

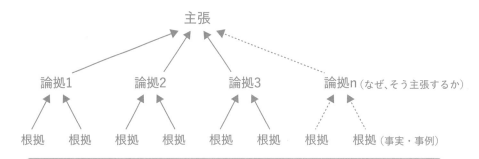

図 7-1 「主張」と「根拠・論拠」の例

8

述べる事実の意義を示そう

　本章では、報告する文章を、同僚や専門分野が近い人たちだけでなく、それ以外の多くの人に伝わるように書くにはどうすればよいかを考えてみたいと思います。

（1）多くの人に伝わる文章とは

　報告書を書くときに最も重要なことは何でしょうか？　ここまで読み進めてくださった方はおわかりだと思いますが、報告に限らず実務的文章を書くための第一条は、**目的**と想定される**読み手**を認識することです。読み手に、何を理解し、何に共感し、どのような行動をとってほしいのか。読み手の中に自分とは専門や仕事が違う人があるとすれば、その人がこの文章を読む動機は何なのか……もちろん、こうしたことを 100％予測することはできませんが、可能な限り明瞭に想像してみると、取り上げた情報や使ってみた表現が適切かどうかを判断しやすくなります。

　例を使って考えてみましょう。下の囲みは、看護師のグループがある公的な団体に提出する活動報告書案の一部です。そのグループは、ある分野の看護学教育がまだ行われていない外国にそれを普及させる活動をするために、その団体に資金提供を申請し、計画が採択されてワークショップを行いました。その報告書を提出するのです。

　以下の報告書（部分）を読んで、加筆や訂正が必要なところがあるかどうか、考えてみてください。

原案　〇〇看護学ワークショップ報告書案（部分）

> 　今回の＊＊（外国の地名）でのワークショップでは、この地方の 5 つの教育機関から参加した 18 名が〇〇看護学の必要性や意義を理解し、そのために必要な知識と技能を習得し、さらに、研修活動を通して人的ネットワークが形成され、参加者の所属する機関に〇〇看護学を必須科目として導入し、他の教育機関にも広げていくことになった。
>
> 　今後、参加者が協力して〇〇看護学のコース・デザインや教材が提案されていくだろう。

よくまとまっていますよね。誤字・脱字もないし、文体レベルも「である」に統一されているし、最初の文は長いけれども、意味はわかる……「これのどこにけちをつけられるの？」と訝しんだ方もあるでしょう。

原案は、もちろん、「一応わかる」という基準は十分に満たしています。しかし、筆者はどうしても歯痒いのです。惜しい！

しつこいようですが、この報告の目的は何でしょうか。「何をやったかを報告するんでしょ？」いえいえ、失礼ながら、それでは浅い！ この報告は、スポンサーである団体に提出するのです。目的は、スポンサーを満足させ、さらに、あわよくば次の申請も通るようにすることなのです。資金が有効に使われたとスポンサーに確信させなければなりません。

（2）スポンサーに伝えるべき意義を明確に

原案の文では、何をしたかは書かれていますが、それにどのような意義があるのか、それが評価すべき結果と考えられるのかということが、明らかではありません。スポンサーの中には、看護や教育の専門以外の人もいると思われますが、その人たちにも十分にわかってもらえるでしょうか。

専門家にとっては当たり前中の当たり前でも、専門が違う人はまったく知らないということがあるものです。「血圧 170」と聞いて「その数値って、よくないの？」とのほほんと尋ねて、看護師の友人に呆れられた人もいます……すみません、15 年前の筆者です（170 だったわけではありません）。

原案の報告について言えば、「今後、コース・デザインや教材が開発されていくだろう」と最後にありますが、これを高く評価すべきことなのだと誰でも思ってくれるでしょうか。教育の専門家なら、「そうしたことを自ら工夫するまでになったなんて、素晴らしい」と評価するでしょうが、知らない人は「ええっ、教材今からつくるって、のんびりしすぎなんじゃないの？ そんな調子でいいの？」と思うかもしれません。読み手が皆、その分野について詳しいとは限りません。ですから、「これをやった」と個々の事実を述べるだけでなく、それの意義を示す文、いわば、個々の事実の**看板**となる文（看板文）を書いておくことが大切です。

（3）あいまいな印象を避けるためのテクニック

1）主語を明確にする

よく見ると、ほかにも問題があります。1 つは、一文の中で主語が入れ替わり、不明確な箇所もあることです。そのため、「誰／何がどうした」という事実関係の印象がぼやけています。第 1 文は「参加した 18 名」が主語で、「理解し」「習得し」は一連の行動として理解できます。その後に「さらに」という累加を示す接続語がありますから、参加者たちが行った別の事柄が述べられるだろうと

いう予想が生じます。しかし、予想は裏切られ、「さらに」の後は「人的ネットワークが形成され」となります。問題はその後で、「導入し」「広げていく」については主語がなく、これらの行動の主体は何なのかはっきりしません。日本語では主語がなくても文が成立はしますが、あいまいな印象を避けるには、各述語の主語や目的語をきちんと述べるか、文脈から明確に特定できるようにしておくことが大切です。

2）指示語が指すものを明確にする

もう1つの問題は、「これ／それ／あれ」などの指示語が何を指すかが不明確なことです。原案の2〜3行目に「そのために必要な」とあります。「その」は何を指しているのでしょう？　直前の「必要性や意義を理解し」でしょうか？　でも、「必要性や意義を理解するために必要な知識と技能」では意味が通りませんね。もちろん、何となくわからないわけではありませんが、このようなあいまいさを含む文章は、読み手への訴求力という点で緻密に書かれた文章に引けをとってしまうでしょう。

筆者は何度か、多数の活動援助の申請書を審査した経験がありますが、緻密でない文章に対してはどうしても点が辛くなってしまいます。これは、筆者だけではないと思います。

（4）修正例とそのポイント

下の囲みは、修正例です。それに続いて主な修正のポイントを示します。

修正例　○○看護学ワークショップ報告書案（部分）

> 今回の＊＊（外国の地名）でのワークショップの成果は次の2点である。
> 第1に、この地方の5つの教育機関から参加した18名の教育担当者が○○看護学の必要性や意義を理解し、これを教授するための知識と技能を獲得し、この地方での看護教育に適した教授計画や教材を考案できるほどの力をつけた。
> 第2に、研修活動参加者間にネットワークが形成され、これが中核となって○○看護学教育が推進されることになった。まず5つの教育機関に○○看護学が必須科目として導入され、ネットワークを通じた協働作業によって教材や教育方法の開発と改善が進められ、併せて、他の教育機関への普及が進められていくと期待される。

- 「今回の……成果は次の2点である」という**看板文**を含めた。看板文に「成果」という語を用い、有意義な結果であることを示唆した。
- 成果を、「参加者が十分に学習したこと」「参加者間にネットワークが形成されたこと」の2つにまとめ、「第1に・第2に」によって文章の展開を明示した。

表8-1　報告書のチェックポイント

チェックするポイント	チェックの目的
•「看板文」があるか •述べる事実の「意義（素晴らしさ）」が専門違いの人にもわかるか	読み手に述べる事実のもつ意義を示す
•読み手の知らない専門用語や略語はないか	読み手の十分な理解を得る
•各述語の「主語」は、明確か。過度に替わっていないか •「この」「その」などの指示語が何を指すか、特定できるか	読み手に事実を明確に示す

- 第2点の成果の後半、つまり、形成されたネットワークが行っていくだろうと思われる事柄を具体的に述べる前に、「これ（＝ネットワーク）が中核となって○○看護学教育が推進されることになった」という「看板文」を入れた。
- 一文に述語が複数ある場合には、なるべく主語が同じになるようにした。
- 「そのために必要な知識と技能」を「これ（＝○○看護学）を教授するための知識と技能」と明確化した。
- 「今後、〜コース・デザインや教材が提案されていくだろう」に関しては、これが高度な力を要することで参加者の学習がそこまで達したことを示すよう、記述を追加した。
- 「コース・デザイン」は、教育関係者以外の人々には馴染みが薄いかもしれないため、「教授計画」とした。

＊

　報告する文章を書いたら、表8-1で示すポイントをチェックしてみてください。

Lesson ──→「査読」とは

　「査読」とは、字面どおり、「審査のために読む」ことです。ある分野の研究に関心をもつ人々が相互研鑽を目的として組織するのが「学会」で、その多くは「研究雑誌」（ジャーナル）を発行しています。研究者は研究を行うと成果を論文にまとめ、同じ分野の多くの人に読んでもらうために研究雑誌に投稿します。ただし、すべての投稿が掲載に至るわけではありません。学会では、投稿された論文が掲載に値する質を備えているかどうかを調べる委員会を設置しており、委員たちが手分けして投稿論文を審査します。これが査読です。1本の論文を1名が査読することはまずなく、普通は3名以上が査読し、3名の判断を総合して「採択」「条件採択」「不採択」といった最終的な判断が行われます。

　査読を受けて研究雑誌に掲載された論文は一定の評価を受けた立派な研究業績であると見なされます。論文だけでなく学会発表についても発表予稿の査読が行われることがあります。査読せずに、経験の少ない人々に論文発表や口頭発表を経験してもらうことを目的として希望者全員に機会を与える雑誌や発表会もありますが、査読を経ていない論文や口頭発表は厳密な意味での研究業績にカウントされないのが普通です。

　査読においてどのような点が重点的に審査されるのか、投稿原稿はどのような形にまとめるべきなのは、各雑誌や学会のウェブサイトに「掲載条件」や「投稿規定」といった名前で公表されています。すぐに投稿する予定がなくても、そのうちに研究雑誌に投稿しようと思っている人は目を通しておくことが望まれます。条件や規定は専門分野や雑誌によって違いますが、共通して重視されるのは大雑把に言うと次の4つでしょう。

①主題または結果の新規性・独自性・有用性
②研究方法の妥当性・信頼性
③表現の正確さ・適切さ
④形式についての規定の遵守

　死活的に重要な項目は①です。その学会に所属する人々にとって役に立つ新しい問題意識や知見を提出していない論文は、立派な体裁を整えていても焼き直しにすぎません。②は、提出された結論が正しく信頼に足る方法で生み出されたかどうかで、これも、①に劣らず重要なポイントです。もちろん、③の表現が稚拙であれば議論や主張が正しく伝えられません。④は、大雑把に言えば体裁の問題です。これを軽く考えている人が時々ありますが、査読者にかかる負担の重さに直接影響する重要な要素ですから、査読委員に原稿を渡す前に係がこれをチェックし、不備があれば査読せずに「返戻（差し戻し）」と判断する学会もあります。門前払いとならないよう、体裁についての決まりはしっかり守らなければなりません。

　査読を受けることは専門家としての成長を果たす大切な機会です。実は、投稿がそのまま「採択」され掲載されることは少なく、査読委員によるコメントに基づいて何らかの修正を施すという手続きを経ることが多いのです。例えば、「条件採択」と判定されると、掲載を期待していた号には載りませんが、一定の期間内にコメントに対応して適切に修正すれば次号以降に掲載されます。コメントの提示と修正版の提出という手続きが複数回行われることもあり、力を伸ばす絶好の機会となります。

　この手続きを査読委員の側から考えると、すぐに「採択」と判断できる投稿ばかりであれば負担は少ないのですが、多くは「条件採択」または「不採択」となり、そう判断した場合には、投稿者の修正の指針となるよう問題点や修正の方向を具体的に記述しなければなりません。実に骨の折れる仕事です。しかし、よい研究を増やすための努力はその分野を発展させるために不可欠ですから、査読委員は、精魂を傾けて、投稿者がやる気を失わず次への一歩を踏み出す助けとなるようコメントを書くのです。「条件採択」への対応や「不採択」へのコメントが充実していて善意と熱意が感じられる学会は、よい学会だと言えます。

9

引用の種類を知り、適切に使い分けよう

本章では、日常的な言葉で話された内容を調査報告などの専門的論述の中で用いる方法を考えてみたいと思います。

（1）日常的表現を専門的表現にするのは専門職の基本的技能

看護の分野では、関係者から聞き取ったこと、つまり、もともと日常的な言葉で表現された事柄を、報告や論考に用いることがしばしばあるのですよね。筆者の専門である言語教育や言語分析の分野でも、聞き取った内容を提示し、それを証拠として議論を展開することがしばしばあります。そもそも、論文で述べようとする主旨自体も、毎日の業務の中で「こうじゃない？」「やっぱり、そうだよね！」と、仲間や自分自身を相手にしゃべったことが基になっていることが多いかもしれません。日常的表現を捉え直して専門的表現とする技能は、専門職者として発信するための基礎的技能の1つだと言えましょう。

（2）引用の種類と使い分け

他者の発言や他者が著作で述べていることを自分の論考に引用するには、「1.直接引用」、すなわち、ひとかたまりの発話や論述をそのまま引用する方法、「2.部分引用」、すなわち、他者の生の言葉を筆者自身の言葉の一部に埋め込んで論述する方法、「3.要約引用（間接引用）」、すなわち、他者の発言の骨子のみを示すという方法があります。これらの方法を用いて話された言葉や内容を論述の中に提示するにはどのような処置が必要か、具体的材料を使って考えてみましょう。

1）直接引用

例えば、「『ほめる』ことの教育的意義」について複数の保育士を対象に面談調査を行い、聞き取った結果をデータとして論考をまとめるとします。調査協力者が話しているときの息遣いまで聞こえるような生々しさを論考に盛り込みたいときは、「直接引用」が適切でしょう。注意すべきは、その引用部だけで読者に自分の意図を汲み取ってもらおうとしてはならないということです。

時折、学生のレポートなどで、「（発言者）は次のように述べている」という言葉とともに長めの引用が提示されているけれども、その引用が何を示す（と

書き手は考えているの）かが書かれていない例を目にします。多分、発言を読めば誰でも同じ理解に至ると考えたのでしょうが、これは反則で、引用部に書き手が見いだしている意義を言語化しておかなければなりません。なお、引用部が長い場合は、論述の地の文から視覚的にも区別されるよう、スペースや文字の大きさなどに工夫が施されることが一般的です。例えばこんな具合です。

例1　論考中で直接引用を行った例

> 「ほめる」ことの効用を指摘する発言が多く見られるが、その悪影響を指摘する発言も見られる。例えば、保育士Aは次のように指摘している。
>
> 　親は子どもをほめて育てなければいけないって、あちこちで言われていますけど、私の目から見ると、「えらいね、すごいね」とばっかり言われてきた子はすぐわかるんですよ。そういう子は、「おかたづけ」のときとか、大人が見ているとやるけど見ていなかったら絶対やらない。あと、「○○ちゃん、何したい？」と聞いても、親や先生とか、大人の顔色をうかがってばかりいて、決められなくて、ほめられそうなことを選ぶ。何で片付が大事なのかとか、これをしたいとかいう気持ちより、ほめられることが何より大事な目的になっちゃってるっていうか、ね。もちろん、ほめることは大切だと私だって思いますけど、親は、何でもかんでもほめるんじゃなくて、叱るべきときはピシッと叱る、というふうにしてほしいなあと、私的には。

　一見してわかるように直接引用はかなりスペースをとりますから、字数制限がある場合には使いにくく、また、発言者の話し方の特徴やあふれる情感が読者の気持ちを惹きつける一方、読者がそちらに気をとられて論考の論旨から注意がそれてしまう恐れもあります。直接引用は、やたらに使うのではなく、「ここぞ」というときにバーン！と用いるのが得策です。

2）部分引用

　では、例1の内容を書き手が説明的に伝える、つまり、書き手が自分の視点からAさんの発言を捉え直して伝えるとしたら、どのような処置が必要でしょうか。論述の地の文として述べるには、「〜って」「ばっかり」「〜けど」「なっちゃってる」「〜ていうか」「〜じゃなくて」「〜なあと」「私的には」などの表現が使えないことはご承知でしょう。もちろん、部分引用として「　」の中に使うのなら、そのままでかまいません。

　語彙の処理以上に重要なのは、話し言葉特有のあいまいな表現の意味するところを明瞭な言葉で示すことです。例えば、「あちこちで言われています」という部分ですが、「あちこち」が何を指すのか不明瞭です。ここは、新聞や雑誌などに掲載された記事の中で「ほめ」が大事だと主張されているのを読んだり、接する機会のあった教育談義の中で同様の主張を耳にしたりしたということでしょうから、今日の一般的論調に触れたものであるとわかるようにしたほうがよいでしょう。また、「『えらいね、すごいね』とばっかり言われてきた子

はすぐわかるんですよ」の「すぐわかる」も、保育士仲間には「そうそう！」「まったく！」と強い共感を呼び覚ますことでしょうが、もう少し具体的な言葉にしたほうがよいでしょう。そんなこと、いちいち言い換えなくても誰だってすぐわかるのに、とお思いかもしれませんが、前にも申し上げたとおり、書いている自分にとっては「すぐわかる」ことを言葉で明示することが、自分の考えを整理し、かつ、広く多くの人に伝わる文章をつくる鍵なのです。部分引用であれば、例えばこんな具合になるでしょうか。

例2 論考中で部分引用を行った例

> 「ほめる」ことの有効性が多々報告されていることを認識しつつもほめるだけという親の対応を問題視している発言もある。保育士Aは、頻繁にほめられている子どもには、遊んだ後の片付を「大人が見ているとやるけど、見ていなかったら絶対やらない」といった、賞賛を得ることが目的化していることに起因すると考えられる行動や、「大人の顔色をうかがってばかりいて（何をしたいか）決められな（い）」など、賞賛や承認が得られるか否かが主な関心事となっている様子が観察されると述べる。こうした観察に基づいてAは、親が「ピシッと叱る」ことも必要で、ほめるだけの対応には問題があると主張している。

　直接引用の心にビンビン響く感じが薄まってしまった……とお感じになった方もあるかもしれません。確かに、Aさんの生の言葉は「　」に入れた部分だけですから、迫力では劣るかもしれませんが、論考の筆者がこの発言をどう意義づけているかが明瞭になり、論旨はたどりやすくなりました。

3）要約引用（間接引用）

　さらに、部分的引用も行わず、核心のみを要約して伝える場合もあります。

例3 論考中で要約引用を行った例

> 「ほめる」ことに伴う危険性も指摘されている。頻繁にほめられている子どもは、賞賛を得ること自体が目的化しており、義務を果たす意味を理解することや自分自身の本当の希望を認識することが難しいことが観察されると保育士Aは述べる。

　Aさんの発言の重要性が高いと書き手が判断していて、紙幅にも余裕がある場合には、例3の要約をAさんの発言（例1の3行目以下）を直接引用する場合の導入文として用いることもできます。

　例1、2、3で示した引用方法には、それぞれに強みと弱みがあります。「カジュアル」も「エレガント」も「スポーティ」も場合に応じて着こなすおしゃれな人のように、読み手と目的に鑑みてそれぞれの方法を適切に使い分けてください。

Lesson ⟶ 文献の引用に伴う手続き

論文など専門的な論述では、関連のある先行研究の知見に言及することが不可欠です。自分の追究する主題の意義を示すためにも、研究方法の妥当性を担保するためにも、論拠としたり批判したりして議論を構築していくうえでも、さまざまな文献に触れないわけにはいきません。他の文献の記述や論旨を自分の文章の中で使うときには、書き手が自分の考えを述べている部分と引用部とがはっきり区別される形をとって、かつ、何のどこから引用したのかを示す手続きをしなければなりません。これを怠ると、盗作や剽窃という犯罪と見なされます。

他者の文章や見解を自分の文章に引用する場合には、それをただ提示するのではなく、引用部が自分の論理展開の中でもつ意義、書き手の意図との関連性を示すことが必要です。以下の例1と例2を見てください。前者は引用元の関連箇所が原文のまま（「　」内）提示され（直接引用）、後者では要約された主旨が示される（要約引用／間接引用）という違いがありますが、どちらも、下線部で、「因（2018）」という文献を引用して何を言おうとしているのかが示されています。

　例1：因（2018）は、ジェンダー標示表現について、「その規範性についての信念を侵食していく可能性を持っている使用例もある」（p.36）と、ジェンダー表現の使用が例外なくステレオタイプを強化するという見解に異を唱えている。

　例2：ある特定の語彙や形式が示唆する意味は文脈に依存する。因は、ジェンダー標示表現が従来のステレオタイプを侵食するように使われる場合があることを指摘している[5]。

文中で引用文献に言及する代表的な方法には2つあります。文献の著者と文献の発表年を示す方法（例1）と、文章の最後に付す文献リストの中の番号だけを示す方法です（例2）。直接引用をした場合にはその文言が出ているページも示しますが、例1のようにしてもよいし、「因（2018：36）」のように示すことも可能です。分野や発表媒体によって形式が指定されていれば、それに従います。

引用文献に関する詳しい情報は文献リストに示します。例1と例2で言及した文献の情報は、例えば、下のように示されます。

　例3：因京子（2018）「翻訳・翻案作品とジェンダー標示表現」『日本語学』37（4），32-42.

このように、文中で言及した文献の書誌情報を示さなければならないのは、読者がその文献を読む可能性を保障するためです。情報の並べ方は発表媒体の指定に従います。指定がない場合は、自分の専門分野の代表的雑誌で使われている方法に従えばよいでしょう。書誌情報を記す方法は統一しておかなければなりません。例3および下の例4、5で使われている方法はいずれも一般的なものですが、これらをリストの中で交ぜて使ってはなりません。

　例4：因京子・森山ますみ（2015）「外国人看護師の職場における日本語学習―今日，そして明日」『専門日本語教育研究』第17号，17-22.

　例5：因京子・森山ますみ（2015）：外国人看護師の職場における日本語学習―今日，そして明日，専門日本語教育研究，17：17-22.

ウェブサイトで公開されている論文や資料は、論文・資料の題目、発表年、作成（機関）、URLのほかに、その資料にアクセスした日付を示します。

　例6：因京子（2013）「映画・ドラマ作品を通してみるジェンダーバイアス」『日本語とジェンダー』13，15-21.
https://gender.jp/wp/wp-content/uploads/2019/02/NGG_journal_13_chinami.pdf（参照：2021-6-15）

　例7：令和2年度年次経済財政報告（経済財政政策担当大臣報告），2020年11月，内閣府.
https://www5.cao.go.jp/j-j/wp/wp-je20/index_pdf.html（参照：2021-6-15）

リストの文献の並べ方には、文章に出現した順番で並べる方法と、五十音順またはアルファベット順に並べる方法があります。日本語と英語の文献の両方を示す場合には、2つを分けてそれぞれ五十音順とアルファベット順にするか、あるいは、全部まとめてアルファベット順にします。

文献リストを作成するのは思った以上に時間がかかる作業です。書き手にとっては面倒に感じられるものですが、各種の審査においては丹念に見られることが多いようです。提出締切日までに余裕をもって、正確なリストをつくるようにしてください。

10

簡潔に表現する秘訣を知ろう

　これまでに、文章をつくるうえでの大前提を見極めることの重要性、すなわち、書こうとする文章の目的を見定め、想定される読み手をなるべく明瞭に思い浮かべることが何よりも大切だということを繰り返しお伝えしてきました。本章では、具体的な表現に目を向け、専門的・実務的文章に必要な簡潔さをどう実現するかを考えてみたいと思います。

　書き言葉と話し言葉との大きな違いの1つは、前者では読み手が自分のペースで読み進め、時には後戻りもできるのに対し、後者では聞き手は話し手のスピードに合わせなければならず、一部を聞き落としたとしても前には戻れないということです。ですから、口頭で説明する場合には、聞き手が時折注意を緩めても大筋の理解が阻害されないよう、情報を少しずつ小出しにし、繰り返しや重なりも交えて話すことが望ましいと言えます。だからこそ、話し言葉をそのまま文字にしたような文章は、少々冗長で散漫になりがちです。

（1）書き言葉にするための3つの手続き

　書き言葉らしい、引き締まった印象を与える簡潔な表現を生み出すうえで、少なくとも次の3つは外せない手続きだと言えます。

①第1の手続き：**文末に「です・ます」でなく「である」（または「～だ」）を用いること**

②第2の手続き：**意味が広くてあいまいになりやすい和語よりも意味が細かく特定される漢語をなるべく使うこと**

③第3の手続き：**「節」*の使い過ぎを避け、適宜「句」**や「一時熟語」にまとめること**

　第1・第2の手続きについては多くの方がすでにご承知でしょうから、第3の手続きについて少し詳しく述べたいと思います。

*
文を構成する部分であり、その中に主語・述語の関係を含むもの。
**
節よりも下位の、主語・述語を含まない単位。名詞句、動詞句など。

（2）節と句の使い分けで文章力を上げる

　表10-1をご覧ください。名詞節は、主語と述語を含む構造です。「文のような形で名詞になっているもの」だと思ってください。名詞句は名詞に修飾部がくっついている構造です。表に示す例では、「発見」という名詞に「キュリー夫

表10-1　名詞節と名詞句・一時熟語

> **名詞節：**
> 　キュリー夫妻がラジウムを発見したこと
> **名詞句：**
> 　キュリー夫妻によるラジウムの発見
> **一時熟語（下線部分）を含む名詞句：**
> 　キュリー夫妻による<u>ラジウム発見</u>

妻による」と「ラジウムの」という2つの修飾部が付されています。一時熟語は、名詞句が煮詰まったようなもので、その文脈において一時的に複数の名詞が助詞を介さず直接つながってひとかたまりになっているものです。表に示す例では、「ラジウム発見」が一時熟語です。句は関連要素をぎゅっとまとめた形で、節は開いて伸ばした形と言えるでしょうか。表に示す3つの表現は、意味に大きな違いはありませんが、受ける印象は少し違いますよね。

　下の例文aとbをご覧ください。

a.　20世紀終盤に通信技術が革命的に進歩した。それで、世界中の人々が時間差なく情報を共有することができるようになった。

b.　20世紀終盤の通信技術の革命的進歩が、世界中の人々による時間差のない情報共有を可能にした。

　例文aには、「通信技術が〜進歩した」「人々が〜情報を共有する」「（何か）ができるようになった」と、節が3つ含まれています。耳で聞くにはbよりaのほうがわかりやすいでしょう。一方、例文bには「〈〜通信技術の〜進歩：名詞句〉が〈〜人々による〜情報共有：名詞句〉を可能にした」という1つの節しかなく、aで節として表現されている概念が句として埋め込まれています。「〈原因〉が〈結果〉を可能にした」という凝縮された形が2つの事柄の間にある因果関係をよりはっきりと浮かび上がらせています。

　節と句のどちらがよいかは文脈次第で、明確な規則はありませんが、一般的には、ある事柄を初めて述べるとき、つまり、読み手にとって新情報を提示する場合には節を用い、再度それに言及する場合には句としてまとめると、理解しやすく、かつ、簡潔な文章となるでしょう。必要に応じて節と句を自在に使い分けられるようになると、文章力はぐんと上がります。

（3）文章語の基礎練習

　文章語らしい表現を使えるようになるには、基礎練習が必要かもしれません。前述の「書き言葉にするための3つの手続き」を念頭に置きながら、やってみましょう。表10-2の各文を簡潔な文章語らしい表現にしてください（解答例表10-3は練習後にお読みください）。

　簡潔な表現を考案する作業は単純ではありません。まず、日常語と漢語との対応は一対一ではありませんから、いくつかの候補から選択しなければならな

表10-2　簡潔な表現に変える練習　〈問題文〉

1. 病院の中で携帯電話を使ってはいけないことになっています。　➡	1.
2. 現時点で各病院が救急患者を何名収容できるか、市のHPに掲示しました。　➡	2.
3. 今後取り組むべきことは諸外国に打ち勝つ力をつけることです。　➡	3.
4. 社長はさまざまな人材を見いだして働いてもらうことが重要であると気づきました。　➡	4.
5. ジェイムズ・リンドが壊血病はレモンを食べれば予防できることを発見しました。　➡ なぜ効くのかはその後長い間わかりませんでしたが、レモンが効くことは広く知られるようになりました。　➡	5.
6. 調査を行うにあたっては、3つの機関に協力していただきました。　➡	6.

いことがしばしばです。「携帯電話を使う」の「使う」に「使用」を充てるのは難しくないでしょうが、「使う」が常に「使用」に対応するわけではありません。「権利を使う」なら「行使する」、「最新技術を使う」なら「駆使する」でしょうか。

　それに、基本的には、一語を別の一語に置き換えれば済むというものではありません。練習した文章（表10-3）の解答例3の「国際競争力」や解答例4の「人材登用」が一語一語を言い換えた総和ではないことを見れば明らかなように、当該部分の概念を捉えてそれを示す簡潔な表現を見いだすことが必要です。

　また、とにかく短くすればよいのか、漢語を使えばよいのかと言うと、そうでもありません。解答例5の「有効であること」は、これだけを見ると「有効性」に換えられそうですが、読み手に初めてこの事柄を提示するのですから、節を用いるのが適切でしょう。さらに、実務的・学術的文章では、「（〜て）いただいた」など、恩恵性を示す言葉は使わないことにも注意しなければなりません。問題文6の「協力していただきました」は解答例では「協力を得た」となっています。

　最後に、日常語による一段落の説明を、書き言葉らしい簡潔な文に書き換えた例を示しましょう（表10-4）。

　AとBには多くの違いがあります。まず、文末の形が違います。次に、Aには「大変なことになったりする」「これを何とかしたいと思って」といった日常的表現が多数見られますが、Bでは「深刻な結果を招いた」「抑うつへの対応として」といった漢語的表現が使用されています。また、「セントジョーンズワートを服用した」という事実が、Aでは節によって表現されているのに対し、Bでは、初出が節、二・三度目の言及では句（一時熟語）となっています（下線部参照）。さらに、Bでは情報も整理され、構造化されています。例えば始まりの部分を見ると、Aでは情報が少しずつ提示されますが、Bでは段落の頭に置

表10-3　簡潔な表現に変える練習　〈解答例〉

1. 病院の中で携帯電話を使ってはいけないことになっています。　➡	1. **病院内での携帯電話使用**は禁止されている。
2. 現時点で各病院が救急患者を何名収容できるか、市のHPに掲示しました。　➡	2. **現時点での各病院の救急患者収容可能人数**を市のHPに掲示した。
3. 今後取り組むべきことは諸外国に打ち勝つ力をつけることです。　➡	3. 今後の**課題**は**国際競争力の獲得**である。
4. 社長はさまざまな人材を見いだして働いてもらうことが重要であると気づきました。　➡	4. 社長は**多様な人材登用の重要性**に気づいた。
5. ジェイムズ・リンドが壊血病はレモンを食べれば予防できることを発見しました。　➡ なぜ効くのかはその後長い間わかりませんでしたが、レモンが効くことは広く知られるようになりました。　➡	5. ジェイムズ・リンドが**壊血病予防にレモンの摂取が有効であること**を発見した。 **その理由**はその後長く**解明**されなかったが、**レモンの有効性**は広く知られるようになった。
6. 調査を行うにあたっては、3つの機関に協力していただきました。　➡	6. **調査実施**には、3つの機関の協力を得た。

表10-4　「話し言葉」に近い説明文（A）と「書き言葉」らしい説明文（B）

A：ハーブ薬を使うには、注意が必要です。それは、他の薬の効き目に影響して大変なことになったりするからです。例えば、セントジョーンズワートは、大変人気のあるハーブ薬で広く使われていますが、これをのんだために残念な結果となった例があります。セントジョーンズワートは、臓器移植のときに使われる免疫抑制剤シクロスポリンの作用を妨げるのです。米国アーカンソー州に住むある女性は、腎臓と膵臓の移植を受けてシクロスポリンを処方されていたのですが、抑うつがあって、これを何とかしたいと思って自分で<u>セントジョーンズワートをのみ始めました。</u>移植手術は大成功だったのに、その後、血液中のシクロスポリンが減少し、腎臓と膵臓がちゃんと機能しなくなりました。女性は、<u>セントジョーンズワートをのんでいること</u>を医師に話していなかったため、医師は原因に見当がつきませんでした。何週間か経ってからようやくセントジョーンズワートのせいだとわかって、医師は、このハーブ薬<u>をのむ</u>のをすぐに止めさせ、状態が良くなるよう力を尽くしました。しかし、移植した腎臓は拒絶されて、この女性は透析治療を続けなければならなくなったのです。

B：ハーブ薬は、他の処方薬の作用に干渉する恐れがあるため、摂取には注意が必要である。広範に使用されているセントジョーンズワートが臓器移植の際に用いられる免疫抑制剤シクロスポリンの作用を阻害し、深刻な結果を招いた事例がある。米国アーカンソー州在住のある女性は、腎臓と膵臓の移植手術を受けシクロスポリンを処方されて服用していたが、抑うつへの対応として自らの判断で<u>セントジョーンズワートを服用し始めた。</u>手術後、女性の血中のシクロスポリンが減少し腎臓と膵臓の機能が低下したが、医師は<u>セントジョーンズワート服用</u>の事実を報告されていなかったため、原因を特定できなかった。数週間後、<u>セントジョーンズワート服用</u>を知った医師は直ちにこれを停止させ事態の改善に努力したが、移植した腎臓は拒絶され、透析治療の継続が必須となった。

く看板文に文章全体の主旨が凝縮されています。このように、実務的・専門的文章に求められる簡潔さを備えるには、さまざまな要素が複合的に関与しているのです。

参考文献
サイモン・シン, エツァート・エルンスト著, 青木薫訳：代替医療解剖, 新潮社, 2013, pp.338-340.

文章を書くことを助けてくれる道具はこの30〜40年でめざましく進歩しました。何と言っても、一度書いた文字を跡も残さず消したり変えたりできるワードプロセッサの登場は画期的でした。とはいえ、初期のものはディスプレイがわずか1行分、直前に書いた数十字しか見えず、字や語の訂正は容易になったものの文と文とのつながりや談話の流れを確認することが手書きの場合より却って難しかったのです。やがてディスプレイが3行分に広がって文の流れの確認が格段に容易になったときは、「これぞ、サンギョウ革命！」と、喜んだものです。今の広い画面しか知らない人には想像もつかないでしょう。

ワードプロセッサやワープロソフト（Wordなど）の便利なところはいろいろありますが、筆者が最大の利点と思うのは、談話レベルの見直しと修正が著しく容易であることです。自分としては無理なくつながっていると思って組み立てた文章でも、読み返すと、1つの段落に複数の主張が含まれていることや、背景説明が先に出ていて結論を知らずに読んでいく人には説得力より冗長さが感じられることなど、初めは見えなかった瑕疵が見えてきます。手書きであれば、段落レベルの組み換えを紙の上で行うことは難しく、結局初めから書き直すことになるでしょう。しかし、ワープロソフトであれば、字句のみならず、長い文や段落レベルでの試行錯誤も簡単に行えます。その記録を残しておくことも簡単にできます。ああ、何とよい時代になったことでしょう！　この利点を利用しない手はありません。

漢字の選択もワープロソフトの機能が助けてくれるようになりました。例えば、「とる」と読む語について、筆者の使っているソフトでは最初に出た候補に対して「変更」とすると、「取る」「採る」「捕る」「撮る」「摂る」「獲る」「盗る」「執る」「録る」の9つの候補がそれぞれの意味の簡略な説明とともに示されます。文章の校正も、ソフトの機能がやってくれます。誤字・脱字の指摘、スペルチェック、表記や送り仮名の揺れや漢字と

ひらがなの使用数割合など、自分の目でやると頭がくらくらしそうなことを一発で調べてくれます。「その機能の使い方がわからないの……」と悩む必要もありません。検索サイトに「Wordで校正する」と入れて調べれば、図解つきの詳しい説明が出てきます。

インターネットにある無料辞書も、素晴らしい味方です。最近出てきた語や知識があいまいな語・外国語など、語の意味を調べようと思ったら「コトバンク」に出ている多くの辞書や事典が使えます。国語辞典のほかに、英語はもちろん他の外国語の辞書も多数あり、百科事典や現代語事典もそろっています。同じ表現ばかり使うのは芸がないかな……と思ったら、「シソーラス」（概念別分類語彙集）の出番です。もちろん、紙媒体や電子辞書のソフトとしても提供されていますが、インターネット上にも無料で提供されています。例えば、weblioの「類語辞典・シソーラス・対義語」で「励ます」という動詞を検索すると、同様の意味の動詞や「励まし（名詞）＋組み合わせのよい動詞」も提示されます。さらに、「落ち込んでいる人を元気にすること」を示す表現と「人に働きかけて意欲をもたせること」を示す表現とが分けて表示されていて、細かな違いを厳密に示す表現を選択することを助けてくれます。東京工業大学が開発した「なつめ」という日本語作文支援システム（"日本語""なつめ"の組み合わせで検索してください）では、ある語と他の語が組み合わせられる頻度がわかります。例えば「責任」という語を入力すると、「が、を、に、で、から、より、と、へ」という格助詞を介して結び付く語が、高頻度であれば太い赤い帯、低頻度であれば細い赤い帯とともに示され、「責任がある」「責任を負う」「責任をとる」「責任を持つ」「責任を問われる」といった形で使われることが多いとわかります。「なつめ」は外国人日本語学習者のために開発されたものですが、まだ文章を書き慣れない人にとっても有用だと思います。

言いたいことがよく伝わる文章を作成するために、便利な道具はどんどん使っちゃいましょう。

11

伝えるための基礎練習

*
p.7 参照。

　文章を書くうえで最も重要なことは、「目的」と「読み手」を明確に認識する*ことですが、言葉に関する知識をもつことも重要です。誰が読んでどう思ってくれればよいのかを考え抜かなければ、どのような事柄をどのような言葉を使って書くべきかが見えてきませんし、どのような表現を選ぶかによって、書く内容は大差なくても印象は大きく異なります。目的に合わない選択をしてしまうと残念な結果になることは言うまでもありません。

　では、もつべき言葉の知識とは何でしょうか。ざっくり言いますと、「語彙（語の集合体）」と「用法と文体的特徴の知識」でしょう。語彙のサイズ、つまり、知っている語の数は、大きければ大きいに越したことはありませんが、実は、誰でもすでに相当数の日本語の言葉を知っているはずです。また、用法の知識もあります。日本語を外国語として習い始めた人はしばしば「バスを乗ります」と言ったりして、違うと言われると「えーっ、どうして？〈drive a car〉は〈車を運転する〉、〈push a button〉は〈ボタンを押す〉ですよね。同じ〈他動詞＋目的語〉なのに、なぜ〈take a bus〉は〈バスに乗る〉？」と不思議がります。「なぜ」と言われても普通の人は理由なんか知りませんが、〈バスを乗る〉では変だということはわかります。用法の知識があるからです。さらに文体的特徴についても、例えば、「〈危険だ〉〈危ない〉〈やばい〉はほぼ同じ意味だけれども職場の記録には〈やばい〉はダメ」とか、「〈あの女性〉〈あの女の人〉は普通だけれども、〈あの女〉にはうっすら悪意が感じられる」といったことを、習ったわけではないのに知っています。しかも、〈やばい〉がダメなのと〈バスを乗る〉がダメなのとでは、ダメの質が違うということもわかります。このように母語話者は膨大な知識をもっているのです。

　しかし、何となく知っているだけでいるのと、細かな意味の違いや用法や文体的特徴による使用制限の存在を意識してそれに留意し、時々辞書などで確かめるのとでは、効果的な表現を生み出す力に大きな差が出てきます。本章では、細かな意味の違いがさまざまに表され得ることをあらためて認識し、類似した意味をもつ語がどのように使い分けられているかを考えてみるために、4つの基礎練習を準備しました。自分のもっている知識を整理し、文章の目的にぴったり合う言葉を選ぶ力を伸ばしましょう。

練習Ⅰ　下線部の語を言い換えるとしたら、どれがよいか選んでください

1. 英語と日本語では異なる記号を<u>使う</u>。	{a.利用する　b.使用する　c.試用する}
2. 関連する研究論文を収集するためにCiNiiを<u>使う</u>。	{a.利用する　b.適用する　c.行使する}
3. 水泳は、大量のカロリーを<u>使う</u>。	{a.浪費する　b.消費する　c.濫用する}
4. <u>はっきりした</u>発音で話しなさい。	{a.明確な　b.明瞭な　c.明白な}
5. <u>はっきりした</u>定義は書かれていない。	{a.明確な　b.明瞭な　c.明白な}
6. <u>はっきりした</u>証拠がある方法は自信をもって使える。	{a.明白な　b.明確な　c.確実な}

練習Ⅱ　下線部の語を漢語に言い換えてください

1. A病院では、2歳未満の子をもつ職員は夜間勤務担当が<u>外される</u>。	＿＿＿＿＿
2. よそから来た人を<u>仲間はずれにする</u>集団は、いずれ衰退する。	＿＿＿＿＿
3. 三度測定を行い、全回測定できなかった者は対象から<u>外した</u>。	＿＿＿＿＿
4. これは、血中の酸素量を<u>はかる</u>機械である。	＿＿＿＿＿
5. 残業時間を減らす勤務体制の案を、部局会議に<u>はかった</u>。	＿＿＿＿＿

（1）練習：和語と漢語

　　　　　　職場で用いられる実務文や専門的報告や学術論文などでは日常的な文章に比べて「漢語」が高頻度で用いられます。これはなぜでしょうか。練習Ⅰ、Ⅱを行って、その理由が見えてきたことでしょう。

　　　和語は、意味を緩やかに規定し使える範囲が広いのに対し、漢語は、一般的に、適応できる範囲が和語ほど広くないけれども細かく意味を特定します。実務文や専門的文章には可能な限り厳密であることが求められるため、漢語が多く用いられるのです。

（2）練習：媒体やジャンルによる文体の違い

　　　　　　次ページの文章は『週刊XYZ（仮名）』という雑誌の記事です。もし、この記事を研究報告に引用するなら、どのようにすれば主旨が伝わるでしょうか。次ページ練習Ⅲを行った後で考えてみてください。

解答と言い換え例

練習Ⅰ　1. b　2. a　3. b　4. b　5. a　6. c	
練習Ⅱ　1. 免除される　2. 排除する　3. 除外した　4. 測定する　5. 諮問した	

練習III　下の1～5の下線部を、業務や研究のための文章の中で使える表現に変えてください

1. 出生率が3年連続して<u>上昇</u>。
　　➡ 出生率が3年連続して（　　　　　）。

2. <u>お金がないために</u>高度先進治療を<u>あきらめるしかない</u>人たちがいる。
　　➡ （　　　　　　　　　）高度先進治療を（　　　　　　　　　）人がある。

3. 2020年の日本人の<u>死亡原因トップ3</u>は、1位：悪性新生物（27.6%）、2位：心疾患（15.0%）、3位：老衰（9.6%）である。
　　➡ 2020年の日本人の（　　　　　　　　　　）、1位：悪性新生物（27.6%）、2位：心疾患（15.0%）、3位：老衰（9.6%）
　　である。

4. 円安の<u>せいで</u>、海外へ<u>出かける人</u>の数が<u>大幅ダウンの見込み</u>。
　　➡ 円安（　　　　　）、（　　　　　　）数が（　　　　　　　　　　　　）。

5. 正しい情報と<u>わざと間違いを入れ込んだ情報</u>を、<u>PPTスライドで見せた場合</u>と<u>講師が黒板に書いて読ませた場合</u>の、
　　被験者の反応を比べた。
　　➡ 正しい情報と（　　　　　　　　）を、（　　　　　　　　　　）場合と（　　　　　　　　　　　　）場合の、
　　被験者の反応を比べた。

原案　雑誌の記事

　　食の安全を脅かす事件が跡を絶たない。特に行政のお粗末さが白日の
もとにさらされたのは、2008年に発生した汚染米の事件である。有機リ
ン系の殺虫剤「メタミドホス」やカビ毒「アフラトキシンB$_1$」などに汚染
された有害輸入米を食用米と偽装して販売した米販売会社の悪質さは言
うまでもないが、農林水産省は、有毒米が米菓用に売られているという
情報を受けて96回も工場に担当職員が足を運んでいながら、帳簿のまや
かしを見抜けなかった。許し難いこのお粗末。消費者は枕を高くして寝
られない。『週刊XYZ』（20**年*月号）

　　雑誌や新聞など、人々の注意を集めることを主眼とする媒体では、比喩や慣
用表現や直接的感情表出など読者の共感を喚起するための表現がしばしば用い
られる一方、主張の焦点が言語化されないことがあります。実務的・専門的・
学術的文章には、扇情的な表現を避けて淡々と明確に事実を述べることと、核
心となる判断や主張を明確に述べることが求められます。

　　実務的・専門的・学術的文章には「話し言葉」は用いません。具体的には、俗
語、慣用句、体言止めなどが回避され、文末には基本的に「～る／～だ／～で
ある」が用いられます。最近の入門的解説書などには意図的に話し言葉調を用
いているものがあり、「話し言葉」と「書き言葉」の境目は必ずしも明確ではあ
りませんが、迷ったときは保守的な方針で臨んだほうが安全でしょう。

練習IIIの言い換え例

1.（上昇した）

2.（経済的理由で）（断念する／断念せざるを得ない）

3.（死亡原因は上位から）

4.（の影響で）（海外渡航者）（大幅に減少すると予測される）

5.（誤りを含めた情報）（PPTスライドで提示した）（講師による板書で提示した）

この文章の主張は、「米販売会社が悪質だ」「米販売会社も農林水産省もどちらもひどい」「米販売会社が悪いのは言うまでもないが、農林水産省はなってない」のどれでしょうか。もちろん、3番目です。この記事の内容を研究報告の中に引用するなら、この主張を明示化することが必要です。表現としては、「お粗末さ」「白日のもとにさらされた」「まやかしを見抜けなかった」「許し難いこのお粗末」「枕を高くして寝られない」などは、より客観性の高い言い方に変えるべきでしょう。

修正例 研究報告に引用する場合

> 　『週刊XYZ』20**年*月号の記事は、食の安全を脅かす事件が多発する背景に農林水産省の能力不足があると指摘している。同記事は、2008年の米販売会社が有機リン系の殺虫剤「メタミドホス」やカビ毒「アフラトキシンB_1」などに汚染された有害輸入米を食用米と偽装する事件が起こった際、農林水産省は有毒米が米菓用に売られているという情報を受けて96回も担当職員を派遣したにもかかわらず帳簿の偽りを看過したことを伝え、こうした行政の失策が消費者の不安を募らせると述べている。

（3）練習：簡潔な表現

　次の文章は、西洋の芸術一般に造詣の深い、音楽家X氏の談話です。この話を学術的文章の中に使うために要約するとしたら、どのようになるでしょうか。次ページの練習IV、Vを行った後で考えてください。

原案 音楽家X氏の談話

> 　私が見たり聞いたりした範囲での話ですけど、西欧の国々における教育の根本には、音楽はもちろんですけど、他のすべての分野でも、何が基本であるかを徹底的に叩き込むことが重要で、独創や改革はその基礎があってこそ開花するという信念があるように思われます。独創的であるのか、水準以下のでたらめであるのか、それが肌でわかるようになるまでは、教師や先輩が厳しく指導してやらなければならないという共通認識があります。初心者に自由にやらせすぎて独創とでたらめの区別がつかなくなると、その人の将来の可能性を狭めると考えられているのです。

　実務的な文章においては、簡潔であることは非常に重要です。簡潔にするには、和語を漢語に言い換えたり、「XがYをZしたこと」という「節（主語と述語を含む構造）＋名詞」の形を「XによるYのZ」といった名詞句に変えたりします。

　なぜ、簡潔であることが重要なのでしょうか。それは、概念を凝縮した表現

練習Ⅳ　下の1〜6の下線部を簡潔に言い換えるとしたらどんな表現がよいか、空所に記入してください

1. 医療事故がなぜ起こったのかを調査した。
  ➡＿＿＿＿＿＿＿＿＿＿を調査した。

2. 各病院が救急患者を収容できるかどうかを、HP上の一覧表に表示した。
  ➡＿＿＿＿＿＿＿＿＿＿＿を、HP上の一覧表に表示した。

3. 年に一度、扶養家族があるかどうかを報告することが義務づけられている。
  ➡＿＿＿＿＿＿＿＿＿＿＿＿が義務づけられている。

4. 高齢者は、貴重品を隠して、それがどこだったかを記憶していない場合がある。
  ➡高齢者は、＿＿＿＿＿＿＿＿＿を記憶していない場合がある。

5. 回答を、男性か女性か、また、職業についているかいないかによって分けて、表1に示す。
  ➡回答を、＿＿＿＿＿＿＿＿＿＿＿＿＿、表1に示す。

6. 「国民年金に加入しようと思わない」という回答がこの年代の過半数を占めている。
  このことは、年金制度が信頼されていないことを示している。
  ➡＿＿＿＿＿＿＿＿＿＿＿＿＿＿＿＿＿＿＿＿は、＿＿＿＿＿＿＿＿＿＿を示している。

練習Ⅴ　下の1〜4を簡潔に言い換えてください。2つの文で表されている場合は、1つの文にしてください

1. X国でなぜ食糧不足が起きているかというと、この国では、単位当たりどのぐらい穀物を収穫できるかが各年の気候によって大きく影響されるからである。
  ➡＿＿＿＿＿＿＿＿＿＿＿＿＿＿＿＿＿＿＿＿＿＿＿＿＿＿＿＿＿＿＿＿

2. 本稿では、子どものいない世帯も子どもを育てる負担を担うべきかどうか、また、それはなぜかについて、R. ジョージ（1987）を援用しながら論じたい。
  ➡＿＿＿＿＿＿＿＿＿＿＿＿＿＿＿＿＿＿＿＿＿＿＿＿＿＿＿＿＿＿＿＿

3. 少子化の原因として、山田（2016）は、中流の生活ができなくなってしまうことが嫌だからだと述べている。つまり、階層が下方に移動してしまうことを避けるための戦略であるというのである。
  ➡＿＿＿＿＿＿＿＿＿＿＿＿＿＿＿＿＿＿＿＿＿＿＿＿＿＿＿＿＿＿＿＿

4. マルサスは、食糧は等差数列的に増えるが、一方、人口は等比数列的に増えるため、人口が増えると食糧不足という問題が起きると述べた。
  ➡＿＿＿＿＿＿＿＿＿＿＿＿＿＿＿＿＿＿＿＿＿＿＿＿＿＿＿＿＿＿＿＿

練習Ⅳの言い換え例

1. 医療事故の原因

2. 各病院の救急患者収容の可否

3. 年一度の扶養家族有無の報告

4. 貴重品の隠し場所

5. 性別と職業の有無によって区分し

6. この年代の過半数を占める「国民年金加入の意思なし」という回答　年金制度への信頼の欠如

練習Ⅴの言い換え例

1. X国の食糧不足の原因は、各年の気候による単位当たり穀物収穫量の大変動である。

2. 本稿では、子なし世帯の子育て負担義務の有無とその理由について、R. ジョージ（1987）を援用しながら論じたい。

3. 山田（2016）は少子化を、中流生活からの転落の回避、即ち、階層下方移動回避のための戦略と見なしている。

4. マルサスは、食糧増加が等差数列的であるのに対し人口増加は等比数列的であるため、人口増加が食糧不足を招くと述べた。

にすれば、ひとつひとつの概念が明確化されるだけでなく、相互の関係性がより直接的に表現されるからです。下の例文aとbを見てください。

a. 20世紀が終盤に近づくと、臓器移植、遺伝子治療、クローン人間など、新たな領域の研究が盛んに行われるようになった。そこで、個々の研究の倫理的妥当性を審査するための委員会が設置されるようになった。

b. 20世紀終盤からの、臓器移植、遺伝子治療、クローン人間などの新領域の研究の隆盛が、個々の研究の倫理的妥当性を審査する委員会設置を促した。

　例文aの骨組みは、「20世紀が終盤に近づく」「新たな領域の研究が盛んに行われるようになった」「倫理的妥当性を審査するための委員会が設置されるようになった」という3つの「節」からできています。耳で聞く場合には、例文aのほうがある程度余剰な言葉が含まれているためゆっくり聞くことができ、理解しやすいでしょう。一方、例文bは、「原因：新領域の研究の隆盛」と「結果：委員会設置」が「促した」という述語の「主語」と「目的語」となっており、因果関係がより直接的に表現されています。例文aと例文bの間に本質的には優劣の差はありません。文章の目的や対象によってどちらがより適切であるかが決まります。学術報告など、専門性が高くしばしば字数制限も課される文章には、例文bのほうがよいでしょう。

修正例 学術的文章の中に使うための要約

> 　音楽家のX氏は、西欧の教育の基盤は基本の徹底的訓練であると述べる。同氏の見聞によると、西洋には、音楽を含む全分野において基本の習得が重要だという信念があり、初心者に過度の自由を認めると独創性と水準以下の恣意性との直感的区別ができなくなり将来の可能性を狭めるため、その区別が可能になるまで厳しく指導することが指導者の義務であるという認識が共有されているという。

（4）練習：複数の項目をまとめる「ラベル」

　　次の文章は生物学の解説書の一節です。文中の＿＿＿＿に入れるべき語を考えてください。また、練習VIも行ってください。

練習用文章 生物学の解説書の一節

> 　「道徳的」で「協力し合う」ことこそ、人間が人間であるしるしであるという信念をもっている人もあるだろう。しかし、チスイコウモリは、2頭が一晩交替で血を吸いに出かけ巣に残っているほうに血を持って帰ってやる。ウマは輪になってオオカミの攻撃から身を守る。ビーバーのオスは数頭でダムをつくる。このような＿＿＿＿＿＿は、上に挙げたような＿＿＿＿＿にだけではなく、より下等な動物にも見られる。

練習VI　下の各文中の下線部の項目をひとまとまりにして示す表現を空所に補ってください

1. 野菜を毎日食べること、特に、<u>レタスやキュウリやキャベツ</u>ばかりでなく、<u>ホウレン草やカボチャやニンジンなど</u>を食べることが必要である。
　➡野菜を毎日食べること、特に、レタスやキュウリやキャベツなどの（　　　　　）ばかりでなく、ホウレン草やカボチャやニンジンなどの（　　　　　）を食べることが必要である。

2. どのような表現が適切と言えるかは、話の内容や目的はもちろん、<u>誰に話しているか</u>、<u>いつ</u>、<u>どのような場で話しているか</u>などによって異なる。
　➡どのような表現が適切と言えるかは、話の内容や目的はもちろん、誰に話しているか、いつ、どのような場で話しているかなどの（　　　　　）によって異なる。

3. どれほど文明が発達しても、<u>洪水が起こったり津波が来たり干ばつが襲ったりすることがある</u>。これらへの対策を講じることは、<u>国や県や市など</u>の重要な仕事の1つであるが、<u>あなたや私</u>も、自分ができることをしなければならない。
　➡どれほど文明が発達しても、洪水が起こったり津波が来たり干ばつが襲ったりすることがある。これらの（　　　　　）への対策を講じることは、国や県や市など（　　　　　）の重要な仕事の1つであるが、あなたや私を含む（　　　）も自分ができることをしなければならない。

4. 実際に発話される言葉は、<u>話す人の出身地の特徴やその人の話し方の癖やその人の声が与える印象など</u>によってひとつひとつ異なるのであるが、私たちが問題なく理解できるのは、私たちの頭の中に、話す人の<u>出身地の特徴や話し方の癖やその声が与える印象など</u>から独立した、<u>具体的存在ではない</u>姿の言葉が格納されているからだろう。これは、人間と生活を共にしている<u>犬や猫や</u><u>牛や馬</u>の頭の中にもあるのだろうか。
　➡私たちが問題なく理解できるのは、私たちの頭の中に、話す人の（　　　　　）から独立した、（　　　　　）姿の言葉が格納されているからだろう。これは、人間と生活を共にしている（　　　　　）や（　　　　　）の頭の中にもあるのだろうか。

練習VIの解答

1.	（淡色野菜）（緑黄色野菜）
2.	（発話の状況）または（文脈）
3.	（自然災害）（行政機関）（個人）
4.	（個人的特徴）（抽象的な）（愛玩動物）（使役動物）または（家畜）

　ひとかたまりにまとめられる事物の姿を伝えるには、そのかたまりに属する具体的なものを列挙するという方法と、そのかたまりに属すための条件（＝定義）やかたまり全体を呼ぶ名前（＝ラベル）を提示する方法があります。より明瞭に伝えるには、複数の具体例とともにラベルを示すことが効果的です。初めに提示されていた文章には、「2頭が交替で仕事をする」「複数の個体が一緒になって敵から身を守る」「一緒に何かをつくる」といった行動が述べられています。これらの行動に共通性があることは直感的に感じられますが、「協力的行動」というラベルがあると、議論の的が何であるのかがより明確になり、読み手の理解を助けます。

解答例 生物学の解説書の一節（色文字がラベル）

> 「道徳的」で「協力し合う」ことこそ、人間が人間であるしるしであるという信念をもっている人もあるだろう。しかし、チスイコウモリは、2頭が一晩交替で血を吸いに出かけ巣に残っているほうに血を持って帰ってやる。ウマは輪になってオオカミの攻撃から身を守る。ビーバーのオスは数頭でダムをつくる。このような協力的行動は、上に挙げたような哺乳類にだけではなく、より下等な動物にも見られる。

＊

　いかがでしたか？　多くの人に読んでもらうことが想定される文章を書くためには、日本語の母語話者であっても、思いつくままに言葉を連ねるのではなく、「文章の目的に合った文体」と「相手にとっての読みやすさ」を意識することが重要です。使いたい言葉の厳密な意味や用法に自信がもてないときは、辞書の出番です！　今日では、インターネットを使えば簡単に解説や例文を見ることができます。しかし、そもそも用法の正しさを気にする前に、使う言葉が見つからないということもあるでしょう。言いたいことが日常的な言葉では出てくるのだけれども、もう少し厳密な表現はないだろうか、格調高く言いたいけれどもうまい言葉が見つからない、というときは、「シソーラス」または類語辞典を使うと、きっと適切な言葉を見つけることができるでしょう＊。「知識がある」よりも、「必要な情報を探す方法を知っている」ことのほうが百倍、大切です。

　言葉の基礎練習を行ってみて気づいた自分の表現の傾向や、今後の学習へのアイデアを下の枠に書き留めておきましょう。

＊
p.48 参照。

本日の私の発見：

何をどう書いたらよいか、糸口がつかめない……というときは、「付箋並べ替え」を試してみることをおすすめします。細い付箋ではなく、小型名刺ぐらいの付箋に、書くかもしれないと思う事柄を1つずつ簡単に書いていきます。「簡単に」がミソですよ。その理由も書かなきゃ、具体例はこれ……などと考えがわいてきた場合は、けちけちせずに別の付箋に書いてください。ある程度たまったら、それらを、関係を考えながら並べます。

机の上でもよいのですが、できれば、ある程度の大きさの紙を台紙にするほうがよいと思います。畳んで一時保管しておくことができますから。A3の紙2枚をテープで留めてはいかがでしょう。あまり小さいとすぐに満杯になって台紙の役を果たしませんし、あまり大きい紙は見つけにくいですよね。

台紙に、関連する事柄をグループにして貼っていき、グループをまとめる言葉（ラベルです！）やグループ間の関係を表す言葉を思いついたら、それも付箋に書いて貼り付けます。ラベルや相互関係など、概念についての概念を示す言葉にはレベルの違いを示すために《　　　》のような印をつけておいてもよいかもしれません。新たな考えがわいてきたら付箋を増やし、一度書いた表現がイマイチだなあと思ったら線を引いて別の表現を書く。前の表現も見えるようにしておいたほうがよいですから、1枚にたくさん詰め込んで書いてはダメですよ。関係ない事柄だったと気づいたら、廃棄候補として取りのけておきます（捨てない。敗者復活もあり得ます）。貼った場所も、ここじゃないと

思ったら変える。そうやって、貼ったり貼り替えたりしていくうちに、少しずつ全体像が見えてくるのではないでしょうか。

第一案ができたところで、一度、休んでもよいと思います。でも、休む前にその案を写真に撮っておきましょう。頭を休めた後で新しい案につくり変え、いや、やっぱりさっきの案のほうがよいと思い直した時に思い出せるように。付箋を使ってざっくり全体構造が浮かび上がってきたら、アウトラインをつくってみましょう（Part 1の7章参照）。アウトラインができれば、完成までもう半分以上進んだと思ってもよいです。

文章の構想がどうしてもわいてこないとき、筆者は時々喫茶店でこのアウトライン作成の前段階を行うことがあります。「ケーキを食べさせてやるから素案だけはつくろうね」と自分に言い聞かせ、「ニンジン」を目の前にぶらさげて知恵を絞り出すのです。喫茶店作業の場合は、大判のノートに小さめの付箋を貼り付ける、あるいは、付箋を使わずノートに書き込むだけのこともあります。慣れれば、付箋なしにノートの見開き2ページを次々に使いながら案を作成していくことができます。この方法だと、最初の案からの変遷の跡が残るため、見直して自分の「癖」を見つけることもできます。

書けなくて苦しむことは誰でもありますが、何もしないでいて考えが天から「降りてくる」ことはありません。目と手を、時々口も、動かしながら粘っていると、糸口はひょいと見つかりますよ。

「論理的」って何なの？

「論理的である」というのは重要なことですが、「あなたの話（文章）は論理的でない」と言われると、「じゃあどうすればいいの？ 論理的でないって、具体的にはどこが？ 論理的って、どういうことなのっ！」と反発を感じる人が多いのではないでしょうか。「論理的な文章」については p.34 でも論じましたが、再び、例を使って少々考えてみたいと思います。

論理的であるには次の２つの条件を満たすことが必要だと考えられます。まず、述べる個々の概念のあり方を明確に認識し、適切な「ラベル」を付けることです。つまり、事実なのか、推理や想像なのか、また、自分自身の考えなのか、読んだこと・聞いたこと・常識となっていることなのか、といった区別を明確にし、名前を付けるのです。例えば、「意見」「信念」「見解」「解釈」「所感」「心情」「印象」「想像」「推測」「所信」……などは大雑把に言えば全部「考え」あるいは「思い」と呼べますが、そのような曖昧模糊とした語を避けて中身をより的確に示す語を用いたほうが読み手の理解を促せます。もう１つは、概念同士、および、各概念と文章全体との関係を明確に認識し、適切な質と量の「つなぎことば」を使いながら読み手にとって自然な順序で提示することです。

下の「研修受講報告」は率直ないい文章ですが、研修の内容と自分の考えとが区別されていません。修正例では、その区別が明確になるよう「ラベル」を付けました。

> 今まで相手の能力を見極めずに力任せの介助をしていたことに気づかされた。移乗時や体位変換などの際、「1、2、3！」や「せーの！」などのかけ声は実は自分が頑張るためのかけ声でしかなかったり、転倒させてはいけないという気持ちから対象者に密着しすぎてしまい、対象者の動きを妨げていたり重労働な介護負担となってしまうことを体験によって実感、納得することが出来た。ふだん自分が行う際の自然な動作を考えることで対象者にとって自然で楽な介助が出来る。何が出来て何が出来ないかを評価し、相手の動きに合わせた介助量、方法を行っていきたいと思う。

［修正例］
> 研修を受けて、相手の能力を観察して最適の介助方法を見出そうとせず、惰性で力任せに介助していたことに気づかされた。移乗時や体位変換の際の「1、2、3！」や「せーの！」は実は自分が力を出すためで、対象者の転倒を防ごうと密着するのも対象者の動きを妨げ自分の負担も増やしている**という講師の指摘**には、目から鱗が落ちた。自分が行っている動作を明確に意識すれば自然で楽な介助方法が発見できる**という助言**にも、心から納得した。今後は、対象者に何が出来て何が出来ないかをじっくりと観察し、その人に合った質と量の介助を提供できるようになりたい。

次は、「Ｎ氏の育児法」の説明です。原版では、３つの事柄が抽象的な「こと」でまとめられ、並列されていましたが、修正例では、中身を示すラベルを貼り、関係を示しました。

> 本来幼児が秘めている能力を最大限引き出して伸ばすこと、子どもの能力の発見と開発は早ければ早いほどいいと考えること、および、子どもを過保護にしないことがＮ氏の育児方法である。

［修正例］
> できるだけ早く子どもの能力を発見して開発すべきだという**信念**に基づき、本来幼児が秘めている能力を最大限引き出して伸ばすことを**目的**として、過保護を避けることがＮ氏の育児法である。

自分の文章を修正するとき、また、後輩の文章作成を支援するときは、事柄の中身を示すラベルが付いているかどうか、それと、「事柄と事柄の関係」が明確に示されているかどうかに、着目してください。

文章を磨くリバイズの技術

1

文章の発信力を高める
リバイズのコツ

（1）添削とは違う「リバイズ」

　Part 1 では伝わる文章を書く技術について解説しましたが、その中で、文章を推敲したり、書き直したりすることの大切さに言及しました。自らの文章を客観的に見つめて直す推敲の技術を高めるためには、他者の文章をリバイズ（revise）することが有効です。そこで、この Part 2 では、看護の現場で書く機会のあるさまざまな文章の例を用いて、適切性を吟味し改善していくリバイズのプロセスを体験していただきます。本章では、「提案する文章」を例にしてリバイズのコツをお伝えします。続いて、「実務文書」「広報文」「事例報告」「研究関連の文章」の順にリバイズを行ってみましょう。

　「リバイズって何？　添削とは違うの？」と、ご不審の声もあるかと思われますので、まず、この語を使う理由を述べます。それは、おなじみの赤ペン添削とはいささか異なるということを示唆したいからなのです。添削というと、語句の上に線を引いて傍に代替案を示したり、途中に何かを書き足したりすることを思い浮かべる方が多いと思います。こうした修正は、伝えようとする内容がある程度しっかり把握されている場合には大変有効です。しかし、論旨がまだ十分明確になっていないと感じられ、話の展開方法にも問題があるのを、表現を直していく中でどうにかできないか……といった場合は、ちょいちょいとペンを入れていく作業ではなかなか目的を達せられません。論旨や構造の明確化を図るには、語彙やひとつひとつの文の構造も重要ではありますが、全体構造や概念の相互関係を厳密に吟味しなければなりません。初めの段階では目につきやすい字句の問題は無視するぐらいの気持ちで全体をしっかり見ることが大切で、赤ペン添削とはいささか異なる意識をもって取り組むことが求められます。つまり、「リバイズ」という語を使うのは、修正が字句の入れ替えに限られず、全体構造にかかわることを示唆したいからなのです。

（2）提案する文章の目的と内容とは

　看護教育のカリキュラムは、時代のニーズに合わせて数年ごとに改正が行われます。そのような機会に、カリキュラムに新たな科目を含めるようカリキュ

ラム編成委員会に対して提案した文章をリバイズしたいと思います。「カリキュラムをつくる機会は私にはない……」と思う方もあるかもしれませんが、他の提案であっても留意すべき点は共通しています。

　例によって、文章の目的を確認し、それに基づいてどのようなことを書くべきか考えるところから始めたいと思います（Purpose & Audience：目的・受け手（読み手）⇒ Information：情報内容 ⇒ Language：言語〈文体・表現〉*）。

p.7 参照。

　提案の目的は、何らかの新しい行動をしようと受け手（読み手）に訴え、その賛同を得ることです。盛り込むべき内容は、「新しい行動が必要だ」という現状認識が読み手と共有されているか否かによって違ってくるでしょう。新しい行動を提案する以上、提案者（＝書き手）は、現在あるいは将来に今のままでは十分に対応しきれない困った状況が生じると考えているのですが、これがすでに読み手にとっても共通理解事項となっているのなら、自分の提案する行動が他の行動に比べていかに効果的に問題を解決するかを説明することが主眼となるでしょう。一方、読み手の多くがまだ問題の存在やその重大性に気づいていないと思われるのなら、放ってはおけない状況なのだという認識を促す内容を盛り込まなければなりません。

　リバイズするのは次の文章です。主眼は何なのかに着目してお読みください。

原案　国際看護科目設置の提案

　日本社会は急速に変化している。2017 年の外国人を含む総人口は 1 億2670 万 6 千人、7 年連続で減少した。在留外国人数は 256 万 1,848 人、前年末より 17 万 9,026 人（7.5%）増加した。日本人の人口減は外国人の増加によって緩和されている。全都道府県で外国人数は増加し、大都市圏だけではなく、九州、沖縄、東北、北海道などで急速に増え、外国人に依存する日本社会となっている。訪日外国人数も、この 10 年で 2 倍以上になり、2017 年には 28,691,073 人で過去最高となった。訪日外国人観光客のうちの疾病の罹患率は約 4% と報告されており、2017 年には 110 万人以上が受診したと考えられる。国内の外国人への保健医療サービスの提供は今後増えていくと予想される。また、経済連携協定や留学によって来日し看護師として日本で働く外国人の増加も見込まれ、日本人看護師が外国人看護師と協働する機会も増える。外国人対象の医療や外国人との協働は、外国で働く一部のみが経験するものではなく、保健医療の分野で日常的に起こる事態となっている。

　こうした変化に応じて、国際人材としての看護職者の育成は看護教育の重要な責務である。そこで、次回のカリキュラム再編成を機に、「国際看護学」を必須科目として提供することを提案する。

（3）リバイズのコツ

1）文章の主眼を明確にする

　提案内容は「国際看護学」という科目を看護教育の必須科目とすることですが、一読しておわかりのように、背景となる状況の説明が主となっています。提案する策の妥当性を論ずるよりも状況への理解を得ること、つまり、「国際看護学の教育が必須となるほどに医療現場での外国人の存在感が増しているのだ」ということを読み手に納得してもらうことがこの文章の主眼のようです。

　情報の展開方法としては、p.30 で述べた「なるほど型」が用いられています。そのため、結論が最後まで読まないとわかりません。ここにも改善の余地がありそうです。

2）文章の展開をチェックする：最初に「看板文」が示されているか

　記述を見ますと、第 1 段落の第 1 文は「日本社会は急速に変化している」という記述で、これに続いて、外国人を含む総人口の減少、在留外国人数の増加、その傾向が地方にも及ぶこと、訪日外国人数とその受診率など、いろいろな事実がデータとともに示され、「国内の外国人への保健医療サービスの提供は今後増えていくと予想される」とまとめられています。「また」以下では、医療の現場で共に働く同僚としての外国人が増加する可能性が提示されます。「医療利用者としての外国人の増加」と「医療提供者としての外国人の増加」という並列的に扱うにふさわしい 2 つの事柄が「また」によって連結されています。安直に使われがちな接続語の代表格と言える「また」がここでは大変適切かつ効果的に使われているのは素晴らしいです。第 2 段落では、新たな状況に対応できる国際人材の育成が必要であるため「国際看護学」を必須科目として提供すべきであると、提案の骨子が示されています。

　全体として、主張が具体的なデータとともに示され、決まり文句に寄りかかった表現も見られず、接続語の使い方も適切で、よく考えられた文章だと筆者は思いました。

　惜しいなあと思った点がないわけではありません。最も残念なのは、最初に全体の内容をまとめて示す看板文*が漠然としていることです。そのため、ひとつひとつの情報を示されても、「へー、それで？」と思うばかりで、「なるほど、なるほど」と納得しながら読み進めることができないのです。初めの「日本社会の変化」という書き出しは、極めて大づかみというか大雑把というか、「社会の何が変化しているの？」という疑問がわきます。その疑問を抱えたまま、人口減少、外国人数の増加、地方での増加、訪日外国人……と細かな数字を見せられ、訪日外国人のところまできて初めて「疾病の罹患率」という語で医療との関係が示唆され、「外国人対象の医療サービスが増えていく」と結ばれます。なるほど、そういうことを言おうとしていたのかと、ここで一応納得

はするものの、医療現場の変化の話であるなら、最初から「日本社会の変化」などとせず、「医療現場にこれまでとは比べ物にならないくらい外国人が増える」と言ってほしかったと思います。細かい数値が「これほど外国人が増えてきている」ということの実例として差し出されているとわかっていれば、「その数値は社会全体の変化とどう関係しているの？」ともどかしく思わず、納得しながら読み進められたことでしょう。書き手の頭の中では、「日本社会の変化」とは外国人が存在する状況が頻繁になってきていることだと了解されているのでしょうが、読み手はその前提をもっていません。

　文章の展開を組み立てるうえで最も大切なことは、予備知識をもっていない人も、書き手の意図を想像する親切心がない人も、途中で「この話はどこにつながるの？」「この詳細情報は何のため？」などと、表面的な意味はわかるが、意義づけられないという気持ちにさせることがないように、議論を組み立てていくことです。細かな情報を提示するにあたっては、その情報を意味づけるための足場を、先に看板文として示しておくことが大切です。

　この提案の展開は、「外国人が増加している（居住者、および、旅行者）」⇒「医療現場において外国人の存在が大きくなる（医療の利用者として、および、提供者として）」⇒「上の状況に対応できる人材を育てるために国際看護学を設置しなければならない」とすれば、無理なく読み手の理解が進み、提案への賛同が得られるのではないかと思われます。

3）内容が十分か、表現が適切かをチェックする

　細かな内容としては、日本に住んでいる外国人の医療とのかかわりを示唆する具体的な記述を付け加えたほうがよいと思われます。訪日外国人については、そのうちの4％が受診するという、外国人が医療現場を訪れる具体的イメージを喚起する記述がありますが、居住者に関しては数についての記述しかありません。居住者の医療ニーズを示唆する記述を加えたほうがよいと、筆者は感じました。

　表現については、修正が必要と思われる点が3つあります。1つは「日本人の人口減は外国人の増加によって緩和されている」というところです。何だか外国語を直訳したような生硬な表現で、「外国人数の増加がなければ総人口の減少はいっそう大きくなっていた」と平易に述べたほうがよさそうです。もう1つは、「こうした変化に応じて、国際人材としての看護職者の育成は看護教育の重要な責務である」というところです。「〜に応じて」という副詞句を受ける動詞がありません。副詞句を受けるには動詞が必要です。「〜に応じて……看護職者を育成することは……」とするか、もしくは、「応じて」を体言（名詞）に続く形である終止形として「〜に応じる……看護職者の育成は……」とすべきです。最後の問題は、数値の表記です。「256万1,848人」など、単位語（万）が途中に入っている表記と、入っていない表記（「28,691,073人」）が混在して

いるのを、統一する必要があります。

（4）リバイズ後の改善ポイント

　以上のような点を勘案して、右のようにリバイズしてみました。リバイズ例の展開方法は、p.30でおすすめした結論を先に出す形（「導入（序論）」⇒「本体（本論）」⇒「結論」）に変更しています。

　太字の部分は全体の看板部、および、一段落の看板文です。色文字の語は、「つなぎ語（接続詞）」です。第1段落だけ読めば全体の骨子がわかり、続く段落も第1文（看板文）を読めばその段落の内容が推測されるようになっています。業務のための文章は、段落の初めの文を拾って読めば大筋がつかめるように書かなければなりません。リバイズ後の文章は、読み手が疑問をもつ表現がなくなり、論理展開が適切になったため、読み手にかかる負担が少なくなりました。「わかりにくい」「もたもたしている」と感じられる文章より、「わかりやすい」「すっきりしている」と感じられる文章のほうが説得力が高いことは言うまでもありません。

　次章では、「インシデント報告」を例にとり、リバイズのプロセスを解説します。

リバイズ例 国際看護科目設置の提案

　今後、外国人患者に対応する機会や外国人の同僚と働く機会が日本国内の医療現場で日常化していくと予想されるため、外国人や外国文化の存在する国際的環境で働ける人材として看護職者を育成しなければならない。そこで、「国際看護学」を必須科目として提供することを提案する。

　国内における外国人数は一貫して増加傾向にある。2017 年の総人口は 1 億 2670 万 6000 人で、7 年連続で減少した。一方、在留外国人数は 256 万 1848 人で、前年末に比べ 17 万 9026 人（7.5％）増加し、過去最高となった。外国人数の増加がなければ総人口の減少はいっそう大きくなっていただろう。外国人の増加は大都市圏だけでなく全都道府県に見られ、特に、九州、沖縄、東北、北海道など、地方において顕著である。日本社会が外国人への依存度を強めていることが示唆される。また、訪日外国人数もこの 10 年間で倍増し、2017 年には 2869 万 1073 人と過去最高を記録した。

　外国人の増加がもたらす結果の 1 つは、医療現場でも外国人が無視できない大きな存在となることである。日本に居住して就労する在留外国人とその家族は、病気や怪我で受診するだけでなく、出産や育児のために医療サービスを求めることもある。外国人観光客の疾病罹患率は約 4％ とされており、2017 年には 110 万人以上が受診したと考えられる。長期滞在者と短期滞在者を含め、外国人の受診は今後さらに増加するだろう。また、医療者となることをめざして経済連携協定や留学によって来日する外国人も増えており、今後、日本人看護師と共に医療現場を支える存在となっていくだろう。すなわち、外国人患者に対応したり外国人医療者と協働したりする機会は、海外に出て働く機会を得た一部の看護師だけではなく、国内で働く看護師にも日常的に訪れるものとなってきているのである。

　外国人や外国文化の存在する場で十分に機能できる看護職者を育てることは今後の看護教育の重要な責務の 1 つであるため、カリキュラム改編を機に、「国際看護学」を必須科目として設置することを提案する。

リバイズのプロセスを体験する：
インシデント報告の改善

（1）インシデント報告の「目的・読み手・情報」とは

インシデント報告は、できれば書かずに済ませたい類のものですが、看護実践向上のために、また、信頼に足る医療を実践している証として、極めて重要です。インシデントが発生したときには、多くの場合、複雑な事情が絡み合っていることでしょう。どこからどう始めてどうまとめればいいのか……と迷ったときは原則に立ち戻りましょう。「P&A ⇒ I ⇒ L」、すなわち、「**目的と受け手（読み手）が情報を決め、情報が表現を決める**」という原則です*。インシデント報告の目的・読み手・情報は、一般的には表 2-1 のようだと考えられます。

*
p.7 参照。

目的・読み手・情報に留意しつつ、原文に目を通してください。

表2-1　インシデント報告の目的・読み手・情報

目的 　発生した問題を読み手に知らせ、再発防止のための行動指針を伝えること 読み手 　病院に現在および将来所属する看護師（場合によってはそれ以外の人も） 情報 　問題の起こった経緯（事実）の記述、誘因の分析、対策の提案

> **原案**　インシデント報告
>
> **概要**
>
> 転棟の際に患者 A（小●●様）と患者 B（小▲▲様）のファイルを間違えて、転棟先の病棟に渡してしまっていた。さらに、患者 A の書類が患者 B のファイルに入っていた。
>
> **背景要因**
>
> ＊／＊＊（日付）準夜勤務帯でスタッフから患者 B のファイルを知らないかと相談があったため、考えられることとして当日患者 A が 10 階東へ転棟していたため、その可能性はないか確認するように指示をしたところ、転棟した患者 A のファイルが残っていた。そのため、10 階東へ連絡し患者 B のファイルが間違って渡っていないか確認を依頼したところ、患者 B のファイルが間違って渡ってしまっていたことが発覚した。

当時、病棟には「小」で始まる名前の患者が 5 名ほど入院していた。また、当日患者 A と患者 B は、同じ看護師が受け持ちをしていた。また、当日受け持ち看護師は研修があったため午前と午後で分担して受け持ちをしていた。そのため、午前担当の当事者 C が転棟の準備をし、午後担当の当事者 D が引き継いで転棟を行っている。

要因の分析

- ファイルに書類を保管する際に患者の名前の確認が不十分であった（ファイルの名前と書類の名前の照合ができていなかった）。
- 転棟の準備をする際に、ファイルの患者の名前の確認を怠った。
- 同じ受け持ち患者に「小」で始まる患者がおり、準備する際に見間違えた。それで正しいと思い込んだ。
- 午後の担当の当事者は、転棟する際にファイルの患者氏名を確認せず、準備されていたものは正しいと思い込んでいた。
- 転棟先で申し送る際に、ファイルの患者氏名の確認が不十分であった（ファイルの名前と患者があっているか、転棟先の看護師と一緒に確認していなかった）。
- 転棟先の看護師もファイルの患者の名前の確認をせず、正しいものだと思い込んだ。

対策

- 患者の書類をファイルに入れる際は看護師 2 人で、書類がそろっているか、サインなどの記入もれがないかだけでなく、ファイルの名前と書類の名前を照合して確認する。
- 転棟の時など、患者の物品を他のスタッフが準備してくれた際も、正しいと思い込まず、確認するときは本当にあっているかという意識で行う。
- 転棟の際はファイルに限らず、患者とファイルや薬剤に記載されている患者氏名が正しいか、転棟先の看護師と共に行う。

また、今回自部署スタッフはナースエイドに間違って渡したファイルの交換を依頼した。さらに、私もその電話の内容は聞こえていたが引き止めなかった。

間違って渡ってしまったファイル、書類を、何も経緯を知らないナースエイドに依頼することは引き止める必要があった。ただ単に交換するだけではなく、他の転棟時のもので間違って渡っていないかやファイルの確認、経緯や対策を話し合えるスタッフが行く必要があった。（1129 字）

（2）リバイズのプロセス

　一読した印象では、表現の是非を検討する前に全体構成と内容の一部を見直すことが必要だと思われました。最初の「概要」の節に、ファイルを取り違え中身にも間違いがあったと書かれていて、何が起こったかすぐにわかる、この点は素晴らしいです。しかし、その後に「背景要因」「要因の分析」と続き、報告の最も重要な役割である事実の記録を行う節が設けられていません。これは不適切です。「要因の分析」と「対策」は箇条書きですが、項目が多くて細かすぎ、「今後はこうするのだ！」という行動指針がすっきりと捉えられません。過ぎたるは及ばざるが如し。整理して、核心だけに絞るべきでしょう。内容面では、ミスへの対処にかかわる事柄が最後に付記のように書かれていることに疑問をもちました。この件もインシデントの一部と見なすべきではないでしょうか。

　では、節ごとに読んで改善策を考えましょう。

　「概要」は、上に述べたように受け手（以下、読み手）が全文を理解していく土台を提供していて、大変よいと思います。ただし、「患者Ａ（小●●様）と患者Ｂ（小▲▲様）」の（　）の意味はわかりません。先まで読めば名前の類似を示していると了解されますが、読み手はしばらく不快な消化不良を抱えることになりますから、（　）は省きましょう。逆に、ミスへの対処に不適切があった件は、問題としてここに挙げましょう。

　「背景要因」には修正を要する問題が複数あります。まず、見出しと中身が合いません。見出しは「背景要因」ですが中身は事実の記述であり、それは必要なものですから、見出しを変えましょう。書くうえでは「行動や事実（の経緯）」とそこから推測される「背景」を区別することが重要です。

　次に、表現が冗長かつ不明瞭です。ミスが発覚した状況について臨場感のある描写をする必要はありません。「ファイルを知らないかと相談があったため、考えられることとして…（中略）…確認するように指示をした」というところ、要するにファイルがないと気づき確認したのですよね。さくっと短く書いたほうが読み手の負担を減らせます。しかし、「これ・それ・あれ／この・その・あの」などの指示語は、簡潔なようですが指す対象が直前にない場合には読み手の負担を増やしますから、使わないでください。「その可能性」の「その」の指す事柄は「概要」にはありますが直前にはないため、「取り違えの可能性」と明示すべきです。

　さらに、事実関係を理解しにくい箇所があります。「また、当日患者Ａと患者Ｂは、同じ看護師が受け持ちをしていた。また、当日受け持ち看護師は研修があったため……」というところ、筆者は、「え？　受け持ちの人、当日は受け持ち？　研修？　どっち？」と混乱しました。「また、当日」を二度繰り返

しているのは、読み返していない証拠かな……？

　最後に、判断に対して疑問を感じたのは、「小」の付く名前の人が5名いたことが取り違えの背景要因とされていることです。似ている名前の人が5名もいればいつも以上に誤認を警戒し、取り違えはむしろ起こりにくいように筆者には思われます。5名いたという事実を書くと、「注意がふだん以上に必要とわかっている状況だったのに、何ごとっ！」と余計にお小言を食らわないか、心配です。

　「要因の分析」も見出しと中身が一致していません。「分析」としては、個々の事実から容易に推測される背景ではなく、慎重に考察して初めて抽出され全体に通底する要因を提示すべきです。この節にある各文の文末は「不十分であった」「怠った」「思い込んだ」などとなっており、事実を述べていますから、事実の節に移しましょう。それから、「確認せず、正しいと思い込んだ」といった記述が何度も出てきて、「順序が逆、思い込んだから確認しなかったんでしょ！」と突っ込みたくなりますが、そもそも、「雨の降る日は天気が悪い」のように同じことを言っているだけのように思われます。必須でないことはなるべく省いて全体を短くしましょう。

　「対策」では、確認する項目まで指示されていますが、このインシデントは「確認のやり方がまずかった」のではなく「確認が行われなかった」という事例ですから、「確認励行」に的を絞ったほうがこの事例の教訓がよく伝わると思います。

　細かいことでは、患者もナースもA、B、C……とされていますが、両者を区別しやすくしたほうがよいと思います。

　上のような検討に基づいてリバイズしました。分量が約2割、減りました。

リバイズ例 インシデント報告

問題概要

　患者ファイルの取り違え、他患者の書類の混入、対処の不適切が生じた。

経緯と背景

　20**年＊月＊日準夜帯に、ナースA（報告者）はナースBからY氏のファイルがないと聞いて、午後10階東へ転棟したX氏のファイルと取り違えた可能性を疑った。確認すると、X氏のファイルが残っていてY氏のファイルが10階東にあった。ナースBはナースエイドにファイルの交換に行くよう指示した。交換時に中身を確認すると、X氏の書類の一部がY氏のファイルに混入していた。

　ミスが起こった背景には、X氏とY氏の名字が同じ漢字で始まる類似したものだった、および、本来の受け持ちが研修中で転棟に関与しなかっ

たという状況があり、これが他者依存に基づく確認閑却につながったと思われる。当日、受け持ちに代わってナースCが午前に転棟準備を行い、午後ナースDが転棟に立ち会って10階東のナースEにファイルを渡した。C・D・Eはファイルの内容及び患者との一致は確認済みと思い込み、確認を怠った。

ミスの処理にも問題があった。ファイル交換にはナースが当たって経緯や善後策を話し合うべきだったが、ナースBはナースエイドに交換に行くよう指示し、傍で聞いていたナースAもこれを看過した。問題が起こる可能性が生じたこと自体を問題と捉えず「手違いはあったが、重大な問題は生じていない」と考えてしまった。

分析
① 転棟時のファイルの「取り違え」と「混入」は、準備したC、転棟に関与したD及びEが確認を怠ったことによって起こった。複数の看護師が関与しており、誰かが確認したはずだという思い込みがミスにつながった。
② 対処に適切な者が当たらなかったのはAとBの判断の不適切による。問題が起こる可能性が生じたこと自体を問題と捉える厳しさが欠けていた。

対策
① 転棟準備として書類など患者の携行物を整える際には、複数のナースが確認する。
② 転棟の引き継ぎ時は、送り出す担当者と迎える担当者が共に携行物を確認する。
③ 複数の者が関与する手順では全員が確認の責任を負うことを周知する。
④ 何らかの問題が察知されるか疑われた際には、ナースが処理に当たり、当該の件だけでなくほかにも同様の問題が起こっていないかを遡って確認する。（906字）

＊

次章から、皆さんも文章の発信力を高めるリバイズにチャレンジしてください。

＊　次章から示す文書の原案とリバイズ例では、レイアウトの都合により1枚当たりの行数が多いものもありますが、ビジネス文書（A4）の場合は、40字×36行の設定が標準的です。課題・論文提出の場合は、執筆要項・投稿規定に沿って設定してください。

実務文書のリバイズ

会議資料
──検討する項目の明確化を

　会議資料など多くの人の目に触れる公的な文章を書くときは、ついつい、改まった感じを出すことに気をとられがちです。しかし、大切なのは、言っていることが重なったりあいまいだったりしないかを検討することです。格好の

よい持って回った表現より、簡単で率直な表現を使いましょう。

　文書 A1-1 は、ある病院での会議資料（部分）です。よりよい資料にするための改善点を右の記入欄に書いてみてください。

文書A1-1　原案

> ### 今後のエコ推進活動について
>
> 活動目的：環境にやさしい病院をめざして、職員のそれぞれが主体的にエコ活動に取り組むとともに、組織として CO_2 排出量に向けた具体的取り組みを行う。
>
> 目標1：20＊＊年3月までの3年間に、電気使用量を今年度比6％、紙使用量3％、水道使用量2％、ごみ回収量2％を削減する。
>
> 目標2：電気使用量、紙使用量、水道使用量、ごみ回収量を指標としてモニタリングを行い、効果を3カ月ごとに周知することで、エコ活動に向けた取り組みを推進する。
>
> 目標3：各部局の協働による取り組みを推進するとともに、活動成果を6カ月ごとに評価し、目標達成に向けて病院全体で取り組む。

> 改善点を記入
> してください

（1）題目は明確にする

　どうでしたか。まず、このあいまいな題目を何とかしなければなりません。「～について」では、報告なのか、提案なのか、決まったことの通知なのか、わかりません。

（2）「目的」と「目標」は使い分ける

　それから、「目的」と「目標」はどう使い分けられているのでしょうか？　一般的には、「目的」は最終的に到達したい望ましい状態で、「目標」はそこに至るまでに通るはずの地点であり、より具体的で進捗状況を評価する目安となります。「目標1」は目標らしい目標ですが、「目標2」と「目標3」は、最後が「取り組みを推進する」「目標達成に向けて病院全体で取り組む」、つまり「その方向に向けて努力する」ということです。努力することが目標だなんて、変ではないでしょうか。少しでも努力すれば目標達成なのでしょうか？　そんなの、おかしいですね！　それに、「目標2」と「目標3」の前半は、具体的行動、つまり、目標達成のための方法を述べています。単なる前置きのように書かれているのですが、本当は、ここが大事なところです。というのも、この資料の場合、「目的」に文句をつける人はいないでしょうから、会議で検討するとしたら、その対象は「目標」と「手段」でしょう。「目的」を無駄に繰り返して述べたために、肝心の部分の印象がぼけてしまっています。ここは修正が必要でしょう。

（3）「目標」と「方法（達成の手段）」は分けて記述する

　表現の面では、「～することで～する」（意味は、「手段と目的」）、「～するとともに～する」（並行する2つの動作）など、複数の概念の関係を示す表現が用いられています。こうした表現を用いるときは、その表現が示している関係ではない概念を取り込まないよう、細心の注意が必要です。「目標2」の後半は、「目的」の繰り返しですから、「目標」という小見出しの下に置くのは不適切です。「目標3」でも、「取り組みを推進する」と「6カ月ごとに評価する」が、並行する事柄として提示されていますが、これはおかしいですよね。「推進して、それから、その成果を6カ月に一度、評価する」のですよね。

　次ページに書き直した文書 A1-2 を示します。

文書A1-2　リバイズ例

20**－20**年 エコ推進活動の計画（案）

目的：当病院職員のそれぞれが環境保護の必要性を明確に心に刻み、個人としても組織としても、環境を破壊しない行動をとることができるようになる。

目標：20**年3月までの3年間に、電気使用量を20++年度比6%、紙使用量3%、水道使用量2%、ごみ回収量2%を削減する。

方法1：個人でも部局でも病院全体でも資源保護に努め、電気使用量・紙使用量・水道使用量・ごみ回収量を指標としてモニタリングし、病院全体の努力の結果を3カ月ごとに周知する。

方法2：各部局でエコ推進に努力し、部局ごとの成果を6カ月に一度評価して周知する。

● 題目は内容を端的に表すように変更した。

● 望ましい状態（目的）を意識と行動に分けて記述し、個々人の活動がすなわち組織の実績となることを示した。

● 目標と、それを達成するための手段、すなわち、具体的活動方法とを区別した。活動方法の記述から目的の記述と重複する部分を削除した。

研究会総会の案内状
──読み手の利便性への配慮を

本章でリバイズするのは、訪問看護サービスを提供する事業所の所長が主催するエンドオブライフ・ケア研究会総会への案内状です。エンドオブライフ・ケアについては、皆さん、ご承知ですよね。

では、原案（文書 A2-1）を読んで、よりよい案内状にするための改善点を右の欄に書き入れてください。

*文中の研究会名、人名などはすべて架空のものです。

文書A2-1　原案

改善点を記入
してください

のばらエンドオブライフ・ケア研究会総会のご案内

みんなの手で、誰もが安心して最期まで過ごせる地域社会をつくろう！

謹啓　秋冷の候、皆様におかれましては、益々ご健勝のこととお慶び申し上げます。平素より格別のお引き立てを賜り厚く御礼申し上げます。
　本会は、病気の有無や種類にかかわらず、どこにいても最期まで安心して暮らせるように、さらには、自分らしい生き方と逝き方ができるように、医療介護福祉だけでなく、地域全体を支援することを目的としております。
　さて、おかげさまで本研究会を開催できますのも、ひとえに皆様方の温かいご支援とご指導の賜と、心より深く感謝申し上げます。つきましては、下記の通り総会を開催したいと存じます。ご多忙のところ恐縮でございますが、万障お繰り合わせの上ご臨席賜りますようお願い申し上げます。

謹白

記

1. 日時　20**年 10 月 28 日（水曜日）18：30－20：30
2. 場所　みんなの家

以上

※当日は、終了後に懇親会（会費 3000 円）もございます。ぜひ、ご参加ください。
　恐れ入りますが、参加の有無をお知らせください。
　電話・FAX　○○-○○○○-○○○○
※場所のわからない方は、○○○-○○○○-○○○○までご連絡ください。
　駐車スペースがございませんので、できるだけ、徒歩等でおいでいただくようお願い申し上げます。

（1）まずは「目的・読み手」の認識を

　読むときに心に留めておくことは？……はい、そのとおり、目的と文章を読む人々のことです。誰に、何をしてもらいたいのか、何をわかってもらいたいのか、それが何をどう書くかを決めます。

　うーむ。原案にはいろいろ改善の余地がありそうです。まず、定石どおり、目的・読み手を認識しましょう。目的は、研究会総会になるべく多くの人に来てもらうことですね。読み手は研究会に参加している人々でしょう。この訪問看護事業所の職員なども含まれているでしょうが、一般の人々がエンドオブライフ・ケアについてよりよく知り、そのうえで自分の人生の終わり方を考えられるよう促すための研究会なのですから、地域の人々の参加を得ることがより重要だと考えられます。研究会の目的の説明が含まれているのは、できれば、すでに会に参加している人だけでなく、まだ参加していない人も、この文章を刷った紙をどこかで目にして研究会に関心をもってもらいたいからなのでしょう。

　原案を手にして、タイトル（件名）を読んで、次の1行で「あれ？」と筆者は首を傾げました。「ご案内」の冒頭としては奇妙だったからです。次の行に「謹啓」とあり、ああ、1行目は案内文の一部ではなかったのだ、と納得しましたが、今度は、「謹啓」とその後の決まり文句が終わってもなかなか案内の本体が出てこない……「生き方と逝き方」って、かっこいいなあ、「医療介護福祉だけでなく、地域全体を支援する」って、すごい、でも、これは訪問看護ステーションの人たちの目標なんだよね、一般の人にひとごとじゃないって思ってもらえるかなあ、あ、「さて」って出てきた、やっと総会のことが述べられるんだ、と思ったのに、またお礼？冒頭でお礼は述べたんじゃなかったの……とぶつぶつ言いながら読んでいくと、終わり近くになってようやく総会を行うという文言がありました。この展開、整理したほうがよさそうですね。会の説明も変えたほうがよいようです。

（2）実務的な文章は用件ファーストで

　実務的な文章の展開は**用件ファースト**で行きましょう。あいさつを済ませたら、何をさておいても総会を実施することを明瞭に伝え、参加を呼びかける文言を述べます。それに、「炒飯」のように複数の要素をまぜこぜにしないで、「定食」のように、ご飯はご飯、おかずはおかず、漬物は漬物と、まとめましょう。あいさつするならあいさつ、お礼を言うならお礼、説明するなら説明、1つの目的のための記述はひとかたまりにします。

　研究会の目的や活動の説明は用件の後です。常連さんには会の意義を再認識してもらい、まだ会のことを知らない人には関心をもってもらえるよう、「地

域全体を支援する」といった訪問看護師側としての目的意識を述べるのではなく、一住民の心の底に潜んでいる気持ちに届く言い方を探してみましょう。……往時の体力を失い身体機能に問題を抱えるようになってからも、病院や施設ではなく慣れ親しんだ地域に暮らし続ける、たとえ施設に入所するとしても自分にとって最良の方向が選択されるようにする、これが誰にとっても望ましいのだけれども、そのためには、近隣に住む者同士が目を配り合い、手を伸ばし合わなければならない。また、自分の最期についての希望を明確にしておくことが大切、しかし、そうだとわかってはいても、とかく先延ばしにしがち、だから、人生の終盤の過ごし方について皆で一緒に考え、皆で助け合って生きていく方法を考える機会をもちましょう……ということですよね。

　冒頭のスローガンは会の趣旨を端的に示すものとしてここに置くのはよいと思いますが、字体や字の大きさなどを工夫して案内文の一部ではないことを明示したほうがよいです。

（3）読み手の利便性を考えた工夫を

　「記」の下の情報の示し方にも工夫の余地がありそうです。出欠の連絡をもらうためには、相手に手間をかけさせないようにしておくことが大切です。今はファクスもメールも携帯電話もあって、以前のようにポストまで持っていって投函するといった面倒はありませんが、それでも、「ご案内ありがとうございました、○○に参加します」という1行の返信でも書く（または、打ち込む）のがおっくうと感じる人がいるかもしれません。

　当日の次第についても、ちょっと気になることがあります。総会終了後に懇親会も行われるとのことですが、総会が「18：30−20：30」で懇親会がその後なら、晩ご飯にありつくのがかなり遅くなりそう……筆者が参加するのだとしたら少々ツライです。これ、実務的な総会は半時間ほどで、報告と議決などが済み次第懇親会に移行し、全部合わせて2時間ぐらいという予定なのではないでしょうか。時間を明記し、総会と懇親会のどちらかだけに来てもよいのなら、それも知らせたほうがよいと思います。

　以上のような点を考慮しつつ、リバイズしたものが、次ページの文書A2-2です。

20＊＊年＊月＊日

関係者各位

のばらエンドオブライフ・ケア研究会 第○回総会のご案内
【みんなの手で、誰もが安心して最期まで過ごせる地域社会をつくろう！】

謹啓　秋冷の候、皆様益々ご健勝のこととお慶び申し上げます。平素よりエンドオブライフ・ケア研究会にご支援を賜り、厚く御礼申し上げます。

　さて、下記のとおり第○回総会を開催いたします。ご多用のところ恐縮ですが、万障お繰り合わせのうえご臨席賜りますようお願い申し上げます。

　本会の目的は、地域に暮らす誰もが、病気があってもなくても、また、どのような場にいようとも最期まで安心して暮らし、自分の意に沿った生き方と逝き方ができるように、地域全体で支援するしくみをつくり実践することです。今日、医療技術の発達はめざましく、さまざまな処置や投薬の方法が開発されています。しかし、それらをどのように利用するのが最良か判断することは簡単ではありません。また、自分がどのように生きどのように逝きたいのか、その気持ちを知ることも、実はそれほど簡単ではありません。人生の終わりへの道筋を見つめることを避けるのではなく、のびのびと、はつらつと、時にはぐずぐずと、率直に語り合い、訪問看護の提供できる支援も含めて多様な選択肢を知って、お互いに助け合う方法を考え出し、皆で一緒に生きていく、それがこの会を発足させた私の願いです。

　皆様の温かいご支援のおかげで活動を続け、本年もこのように総会を開く運びとなりました。総会後には懇親会を予定しております。忌憚のないご意見やご要望をうかがい、今後への道標とさせていただきたいと存じます。この研究会にまだ参加なさったことがない方も、総会にはオブザーバー（見学者）として、懇親会には楽しく過ごす仲間として、ご参加いただけます。遠慮なく桜川梅子までご連絡ください。

　恐れ入りますが、準備の都合上、出欠のご予定をお知らせいただきたく存じます。メールでこの案内をお受け取りになった方は、出欠についてご返信ください。紙でご覧になった方は、下の連絡票にご記入のうえファクスでお送りくださるか、下記のメールアドレスまたは桜川の携帯にご連絡ください。

謹白

のばらエンドオブライフ・ケア研究会 会長
のばら訪問看護ステーション 所長

桜川梅子

記

1. 日時　20＊＊年 10 月 28 日（水曜日）
　　総会　18：30－19：00
　　懇親会　19：00－20：30（懇親会費 3000 円）
2. 場所　みんなの家（X 市 X 町 1－2－3）
　　※駐車・駐輪スペースがありません。恐れ入りますが徒歩でお越しください。
　　※何かご質問がおありなら、また当日道がわからないときは、ご遠慮なく
　　　○○○-○○○○-○○○○（桜川梅子携帯）にお電話ください。

以上

のばらエンドオブライフ・ケア研究会 第○回総会　出欠連絡票

Fax 宛先　○○-○○○○-○○○○
メール宛先　sakura@ ○○○○ .ne.jp

お名前　＿＿＿＿＿＿＿＿＿＿＿＿＿＿＿＿＿＿＿＿＿＿＿＿

当てはまるものに☑をつけてください。
□ 20＊＊年 10 月 28 日の総会と懇親会に出席します。
□ 20＊＊年 10 月 28 日 18：30－19：00 の総会だけに出席します。
□ 20＊＊年 10 月 28 日 19：00 からの懇親会だけに出席します。
□ 20＊＊年 10 月 28 日の総会と懇親会を欠席します。

改善点（右欄）

- 宛名と発信日の追加。

- タイトル下のスローガンを【 】でくくった。

- あいさつとお礼の後、総会の開催を案内し、すぐに出席の依頼を行った。

- 会の目的についての説明は本題の後に行った。地域住民を含む読み手の立場から捉えた表現を使うようにした。

- 総会後の懇親会についての説明を加えた。
- 非会員も参加可能であることを加えた。

- 読み手の利便性を考えた連絡方法を案内した。

- 差出人名を追加した。タイトルの右上に配置してもよい。

- 開催情報は箇条書きとし、総会と懇親会の時間配分も明記した。

- 出欠連絡票を追加した。相手に手間をかけさせないように選択肢で回答できるようにした。

新規活動の周知
——新たな試みが成功するよう図るには

　医療保健の分野では、医療の高度化や患者・利用者の個別性への対応を進めることが求められる一方、医療従事者の過重負担軽減も喫緊の課題となっており、よりよい医療実践の形を求めて新たな試みが次々に提案されています。言うまでもないことですが、どれほど優れたアイデアを含む企画であっても、誰か一人の努力によってうまくいくはずはなく、成功に導くには関係する人々の協力を勝ち得ることが不可欠です。

　本章では、新しい試みを人々に伝え賛同を得るにはどのように書けばよいか、考えてみたいと思います。

　文書 A3-1 は、認定看護師への相談を行いやすくする試みについて書かれています。読んで、書き手の伝達しようとすることが理解しやすいか、必要情報が十分に与えられているか、自分がこの病院の看護師だったら相談したくなるか、それはなぜか、といった点についてご自分の印象や改善案を簡単にメモしてから、解説とリバイズ例をお読みください。

　　　　　　　　　　　　　　　　＊文中の人名は仮名です。

文書 A3-1　原案

> ○○病院病棟師長
> ○○病院訪問看護ステーション所長
> 診療所 師長各位
> 　　　　　　　　　　　　　　　　20＊＊年＊月＊日
> 　　　　　　　　　　　　　　　　透析看護認定看護師
> 　　　　　　　　　　　　　　　　春夏秋子
>
> 　　　　　　認定看護師への相談依頼用紙導入について
>
> 　20＊＊年＊月に認定資格を取得し、今年で 5 年目となり、更新審査も合格いたしました。この間、病院内や○○診療所、訪問看護ステーションなどへの学習会、学会発表や本の執筆、腹膜透析導入や CKD 看護外来などの「腎不全領域」で自身が出来ることを少しずつ計画し実行してまいりました。今年度も院内に留まらず、透析室の取り組み、認定看護師としての取り組みを外に発信できるよう認定活動を考えております。今年度は、認定としての役割である「実践」「指導」「相談」の中の相談を強化することを目標に活動していこうと考えております。
> 　そこで、今回「認定看護師への相談依頼用紙」を導入することになりました。増え続けている CKD 患者や家族の生活を支えるために、ぜひ各職場で活用して頂けるよう、よろしくお願い致します。
> 【主な相談内容】
> ・CKD（慢性腎臓病）で治療中の患者で、介入の難しい患者
> ・家族への介入
> ・指導方法など相談したい患者
> ・指導の材料
> ・療法選択
> 【利用方法】
> 同封の依頼用紙に相談内容を記入し、直接届けていただくか、もしくはメッセンジャー使用、FAX、ポストに入れる等で透析室、春夏宛てに届くようお願い致します。
> 　　　　　　　　　　　　　　　　　　　　　　　　　　　　以上

改善点を記入
してください

いかがでしたか。「この認定看護師がウチにいたら、すぐ用紙に記入して透析室に送りたい！」とお思いになりましたか。腎不全への対応に頭を悩ませている方ならそうお思いになったかもしれません。ということは、「認定看護師の援助を提供しやすくするため相談依頼用紙という方法を考えました」という情報はちゃんと伝達されたということですね。記入後の用紙は手渡ししても他の方法で送ってもよいとのことで、忙しい看護師が簡便に連絡できるようにする配慮もあります。

しかし、正直に申しますと、私は、「何だか、感じ悪い」と思いました。……自分の資格や実績を述べることから始まって、自分の今年度の目標を告げ、「そこで、今回『認定看護師への相談依頼用紙』を導入することになりました」って、これ、どういうこと？　そもそも「そこで」という接続詞は、「これこれの事情がある、そこで、しかじかの対応をする」という文脈、つまり、十分説得力のある根拠を述べ、それを受けて誠にもっともだと思われる方針を言明するときに使うものなのだけれども、あなたが自分の目標を決めたことが病院全体で何かするための理由になるわけ？　「導入することになりました」というけれども、誰が話し合ってそういうことになったの？　あなたが業績を増やすのに加担する義理はないんですけど……もちろん、これはとびっきり意地悪な反応です。しかし、このような気持ちになったのは私だけではないのでは……？なぜこの文章は、援助を申し出ているにもかかわらず反発を買ってしまうのでしょうか。

「何とかのひとつ覚え」で恐縮ですが、伝わる文章を書く基本は「目的と読み手」について考え抜くことです。用紙を導入するねらいが相談件数の増加にあることは明らかですが、それを達成するには、読み手である病棟師長や看護師長たちにどのように思ってもらい、どのような行動をとってもらえばよいのでしょうか。

この文章の書き手は、自分が相談に対応できる豊富な知識をもつことを示し、相談依頼用紙という便利なものをつくったことを知らせれば相談が増えると考えているようですが、これはいささか短慮だと言えましょう。「援助を申し出る」という行為は相手を利する可能性を提示しますが、「相手が援助の必要な立場にあり、自分は助ける立場にある」ということを含意し、相手のメンツを脅かす可能性を包含しているのです。プロの看護師が「私は（あなたにはない）知識と経験がある、相談の連絡方法はこれ」と伝えられて、おいそれと相談しようと思うものでしょうか。それよりも、「私が少しは役に立てるはずで、連絡しやすい方法も考えたから、手伝わせて」とお願いする形で言われたほうが、心が動くのではないでしょうか。つまり、この文章は「新企画のお知らせ」ではなく「新企画利用のお願い」として書くべきなのです。細かく言うと、一般看護師には「新企画利用のお願い／おすすめ」、管理職者には「新企画利用

推進への理解と協力のお願い」となるでしょう。いずれにしても、「お知らせ」ではなく「お願い」です。

　目的が正しく把握されれば、何を言うべきかという「情報内容」と、どのように発信すればよいかという「表現方法」が見えてきます。内容としては、何をしてほしいのか述べる文言と、めざしていることの必要性と実現可能性を示す情報を含めなければなりません。認定看護師による支援拡大が必要な理由としては、対応の難しい腎不全患者の増加を挙げることができます。効果的に実行できる見込みを示すには、知識と経験があることを述べればよいでしょう。どちらの情報も原案にあります。ただし、「外に発信する」と「相談を強化する」という部分は、現場の必要性に応じる方策ではなく自分の計画ですから、不要です。表現方法に関しては、最近の言葉でいう「上から目線」にならないよう注意し、「ケアの向上」という共通の目的を一緒に追求したいのだと真摯かつ謙虚な言葉で伝えれば、説得力のある文章となるでしょう。原案の書き手には私が勘ぐったような利己的な意図はなく、一人でも多くの同僚を支援したいのだと思います。その、「私が努力して身に付けた力をあなた方の役に立てさせてください」という気持ちを、率直に発信すれば、きっと伝わると思います。

　では、リバイズの作業を始めましょう。読み手は管理職者ですから、主文では、依頼用紙をつくった意図を理解し運用を推進してくれるようお願いします。しかし、企画自体のターゲットは一般看護師ですから、看護師たちのどのような「困った！」を手助けできるのか具体的に思い浮かべてもらえるようにしたいものです。「主な相談内容」に挙げられている文言は素っ気なくて、年次報告書のまとめのようです。悩んでいる看護師のつぶやきのような言葉に変えたほうが心に届くのではないでしょうか。連絡方法としては、ワープロでの文章作成を好む人も増えているため、電子媒体への対応を付加すべきかと思います。相談内容をインターネットでやりとりするのは回避すべきでしょうが、インターネットにつながないパソコンで記入することはできますから、フォーマットの提供を申し出てはどうでしょうか。それから、依頼書を向こうから送ってもらうだけでなく、都合が合えばこちらから依頼書を取りに行ってもよいとすれば、相談しようとする人が増えるかもしれません。

　文書 3-2 のリバイズ例をご覧ください。

〇〇病院
病棟師長
訪問看護ステーション所長
診療所 師長各位

20＊＊年＊月＊日
透析看護認定看護師
春夏秋子

透析看護認定看護師への相談依頼用紙ご活用のお願い

　このほど、腎不全領域に関連するケアへの支援をより円滑に行うために「相談依頼用紙」を作成いたしました。つきましては、同封の用紙が看護師の皆様の目に留まりやすい場所にあって腎疾患をもつ患者さんへの対応に悩む方が手に取ってくださるよう、用紙の設置と運用にご高配を賜りたく、伏してお願い申し上げます。お困りの状況のあらましをご記入のうえ透析室の春夏秋子にお届けくだされば直ちに対応いたします。

　高齢化が加速する中、慢性腎臓病（CKD）の患者数は増え続け、本人への介入や家族への支援が著しく困難に感じられる事例も増加しています。そうした事例への対応に、透析看護認定看護師である私の経験がお役に立つ余地があるかと思います。私は、20＊＊年＊月に認定資格を取得し、このほど資格更新も無事終えることができました。この間、腎不全領域での看護実践を行うとともに、当院や〇〇診療所、訪問看護ステーションなどで学習会を開催し、学会発表や専門書執筆を分担するなど、知識を広げる努力を重ねてまいりました。困難を軽減して患者さんやご家族をよりよく支えるためのアイデアを少しはご提案できるのではないかと自負しております。

　腎不全ケア向上と看護師負担軽減のためにこの相談依頼用紙が活用されるよう、何卒、ご理解とご支援のほど、お願い申し上げます。

　下記は、看護師の皆様へのお願いです。ご周知くださいますようお願い致します。

記

例えばこんなとき、相談依頼用紙を使ってください！
- ・CKD（慢性腎臓病）治療中の患者で、介入の難しい人がいる……
- ・家族にどう働きかければよいか、わからない……
- ・どんな指導方法を用いるべきか、悩んでいる……
- ・どんな材料を用いれば、指導がうまくいくのだろう……
- ・最適の療法をどのように決めればよいのか……

ご連絡はどんな方法でも！

　ご相談なさりたい事柄のあらましを記入し、透析室の春夏秋子に届くようにお送りください。直接お届けくださってもよいですが、メッセンジャー・FAX・郵送などでも結構です。また、相談依頼用紙記入が終了した時点でご連絡くだされば、可能な場合はこちらから用紙をいただきに参ります。電子媒体のフォーマットをご希望の方は、メールでご連絡くだされればすぐにお送りします。ただし、記入にはインターネットにつながないパソコンをお使いになり、記入後は、メール添付は避け USB またはプリントアウトしたものをお渡しくださいますようお願いいたします。

連絡先：
〒〇〇〇-〇〇〇〇　A 市 B 通り 1-2-3　〇〇病院透析室　春夏秋子
電話：〇〇〇-〇〇〇-〇〇〇〇（直通）　FAX：〇〇〇-〇〇〇-〇〇〇〇
e-mail：〇〇〇〇〇 @ 〇〇 .or.jp

- ●タイトルを「〜ご活用のお願い」とした。
- ●まず、管理職者向けに依頼用紙をつくった目的と用紙の運用推進へのお願いを述べた。

- ●次に、認定看護師による支援が必要な理由と効果的に実行できる見込みを示す情報を示した。自分が役に立つ可能性を控えめに示した。

- ●用紙の運用について看護師への周知を依頼した。

- ●「相談内容」を悩みを打ち明ける言葉として示した。

- ●「連絡方法」に電子媒体使用や用紙の引き取りの可能性を盛り込んだ。

- ●「連絡先」を明示した。

研修参加報告書
——意義ある報告を書きやすい書式とは

本章では、研修参加報告書をリバイズします。素材の文章は、新人看護師から研修参加報告書を受け取り、その新人への支援をどのように行ったらよいかと頭を悩ませている師長が提供してくださったものです*。

原案（文書 A4-1）がよりよい報告書になるように、改善点を記入してみましょう。文言だけでなく、項目の立て方、書式そのものの妥当性も検討してください。

*報告書を書いた人の了解を得ています。

文書A4-1　原案

改善点を記入
してください

研修参加報告書

提出日　20**年*月*日　　報告者　○○○○○

1. 日時　20**年　*月　*日　　2. 場所　○○○○○　　3. テーマ　静脈内注射研修
4. 目的　臨床現場での実践に必要な静脈内注射についての知識と技術を学ぶ

5. 研修項目・内容など

研修項目	内容（参考になったことなど）
知っておきたい薬の知識	添付文書の見方（作用・副作用の確認を行うのに加え、適用上の注意の確認を行っていくことが大切） 静脈注射の特徴（即効作用があることを理解し、その後状態の観察が大切） 注意すべき薬品（同じ製薬会社から出ている薬品などは特に包装が似ているので注意） 注射薬の配合変化（白濁・沈殿する例：メイロンとカルシウムを含む注射薬との混合、ソルダクトン注、アルビアチン注とソルデム 3A や 5%ブドウ糖溶液、ラシックス注と酸性注射薬、ビソルボン注とアスパラ K、ソルダクトンとメイロン〔アルカリ性注射薬〕など——溶解・希釈を行う際は指定の薬剤を使用する。）
静脈注射の動向と課題	医療事故に直接結び付く医薬品について（KCL 注：指示量に注意し、血清濃度が上がることによって不整脈や致命的な心室細動を引き起こす、他名前の似た薬品間違いに注意する）（医師の指示確認を行い、患者に十分な説明と同意の確認が必要、安全のための 5R の原則である）
安全に静脈注射を実施するために	滴下速度の計算（総指示量（ml）×輸液セットの滴下数／ml（成人 20 滴・小児 60 滴））÷指定時間（時間）× 60（分））、体位・落差・手首、上腕の向き、針先の位置・圧迫、屈曲により滴下速度が変化する（移動できる患者様などでは滴下速度が起き上がった時などに変化するので注意していく）
静脈内注射デモンストレーション	人形を使用し、翼状針で点滴注射の実施評価して頂き、輸液滴下調整演習を行わせて頂いた。

6. 感想など　薬品について、注射薬をまだ使用したりする機会はないのですが、これから患者様に投与させて頂くようになるので、今回の講義を受け、とても勉強になりました。包装が類似している注射薬や配合変化を起こす注射薬を具体的に挙げて頂き、また、成分が同じでも規格・含量・剤形が異なる薬品をまとめた表を頂いたりしたので今後、役立てていきたいと思いました。静脈注射の動向と課題については、医師薬剤師と薬品の確認を行うが、患者様に実際に投与していくのは看護師なので患者様の状態も考えながら注射を行っていく必要があると感じました。また、輸液速度の計算を実際に行わせて頂いたり、実際の注意点、流れていなかったり、流れが悪かったりするのは、どのようなことがあるからであるのかを説明して頂き、理解が深まりました。デモンストレーションと演習では、一人ずつ演習をし、それを評価して頂きました。自分自身の手技がちゃんと覚えられていないことがよくわかり、何度も練習していかなければならないと感じました。

7. 今後重点をおいて実施する事項（職務遂行面、自己啓発面）

重点実施事項	内容（何を、どのように、いつまでに）
点滴実施	点滴注射を*月までに指導者に指導を受けずに一人で行うことができる

8. 研修内容共有化のための活動予定（施設内および療養所内の報告会、機関紙への投稿など）

実施時期	活動内容
予定なし	予定なし

（1）物足りない印象を感じる理由

　この書式（フォーマット）は職場でずっと使われているもので、枠と色文字の部分は初めから記されています。文章にざっと目を通すと、新人が一所懸命書いた感じは伝わってきますね。しかし、職務の一環として参加した活動の報告としてはいささか物足りない……。この印象を生み出しているのは何なのか、それを明確にしなければこの報告者に助言することができません。

　物足りないと感じさせる要因を見極めるために、各項目とそこでの記述を見ていきましょう。「1.」から「4.」までは何も言うことはなさそう……と一瞬思いましたが、「3. テーマ」と「4. 目的」とは記述の内容が重なっていますね。ただ、「テーマ」と「目的」の違いがそもそも不明瞭ですから、重なるのも無理はないかもしれません。

　「5.」で挙げられている4つの研修項目は、研修の各講義の題名をそのまま引き写したのでしょうか。「静脈注射の動向と課題」と「安全に静脈注射を実施するために」は、今から講義を聞く人たちの興味を惹こうとしたものでしょうが、そこに参加せず報告書を読む者がこの題から内容がピンとくるかといえば、頷くことはできません。報告の項目名が研修内容を直接示すよう調整されていたほうが読み手にはありがたいです。内容の欄の記述も、欄の大きさを見れば習ったこと全部を書ききれないのは明らかなのに詳細情報が記されています。詳細は資料を添付するなどして、全体の概要がぱっとつかめるようにしたほうがよかったのではないでしょうか。

　「6.」の記述は、各講義の内容の一部を述べて「勉強になった、役立てていきたい、理解が深まった」、実技をやってみたら「ちゃんと覚えていないことがわかった」というもので、率直に述べてはいますが、月並みというか、表面的というか、「○○を見ました、面白かったです」といった遠足の後の小学生の作文とたいして変わりません。

　「7.」で自己の目標が明示されているのはよいです！　しかし、「8.」は「予定なし」と、きっぱり。「ここはもう、いいかな。私が静注できるようになればいいんだし」と思ったのでしょうか。

　だんだんわかってきました。この報告は、何を見たか、どう思ったか、自分の体験を率直に書いてありますが、そこに職場の一員としての意識が感じられないのです。「○○を聞きました（事実）⇒面白かったです／びっくりしました／有益でした（反応）」と、受けた刺激とそれへの反応に留まっていて、静脈注射についての今回の学習から技能全般の研鑽方法について示唆を得たとか、得た情報を職場の他の職員に提供する用意があるとか、何でもよいのですが、職場の一員として職場の生産性に寄与する一段高次の示唆をつかみ取ろうとする意識が見られないのです。「静脈注射については勉強したのだろうけれども、

何だかなあ」という印象は、師長が期待していた発展性が欠けていることから生じるのではないでしょうか。

　「研修の体験を何らかの形で職場全体の役に立てようなんて、そんな意識を静脈注射の技術も覚束ない新人に期待するのは期待しすぎだ。教わることをちゃんと学んでくればよい」というご意見もあるかもしれません。しかし、例えば、プログラムの編成と質への評価を明確に伝えれば、来年以降も誰かが参加するに値する研修かどうかを師長が判断する一助となるでしょう。あるいは、残念なことに期待したほど学習できなかったとしても、それを率直に述べ思い当たる原因とともに伝えれば、師長にとっては、派遣するプログラムの選択や新人教育の方針を検討する資料となるでしょう。さらに、講義で得た情報の中には、新人だけでなく経験者にも役立つものがあるかもしれず、それを活かすこともできるのではないでしょうか。職業人として職場に寄与しようとする意識があれば、観察が深まり、学習技能も高まり、自らを活かすための知恵も広がるはずです。そのように方向づけることは、新人の段階だからこそ重要なのではないでしょうか。

（2）意義ある報告を書きやすい書式とは

p.18 参照。

　職務として参加した活動の報告書に望まれるのは、受けた刺激とわき出た感情を職業人として捉え直し、意義や重要度を判断して、それを他者に伝わる形にして記述することです。ある出来事の当事者ではあるけれども、意識を外側に飛ばしてその出来事全体を眺めること、その出来事を劇の一場面にたとえるなら、自分という登場人物も出ている舞台を客席から見ている人の目で見て記述することが必要なのです。これを「メタ認知*」と呼びます。表出的に語ることが重要な場合もありますが、実務報告に求められるのはメタ認知による観察と評価です。目的を意識しつつ全体を眺めれば、他者に益する報告を行うことが可能になります。

　しかし、文書 A4-1 の報告にメタ認知が欠けていることを本人だけの責任に帰すことはできないと思います。そもそも、この報告書の書式が、事実と感想を記述しなさいと働きかけていないでしょうか。「5. 研修項目・内容など」という指定はあいまいなうえ、「内容」の欄のただし書きの「参考になったことなど」は、「知らなかった、教えてもらってよかったなあ」と思ったことを書けばよいと示唆しています。その後には「6. 感想など」の欄が続きます。これでは、文書 A4-1 のような文章になるのは当然でしょう。職業人としての意識を高め、報告・記録として意義ある文章を書くよう導くには、まず、書式を改めることが必要です。ほかにも原案の文章には、実務的報告には不必要な敬語が使われているとか、構造が不整合な文があるとか、改善を要する点がいろいろあります。しかし、最も重要なのは、読み手を意識し職業人としての目的意識をもっ

文書A4-2　書式を改め、リバイズした例

研修名	○○協会主催：20＊＊年度静脈内注射研修		実施日時	20＊＊年＊月＊日　9時〜15時		
会場	○○○○○○○		報告者	○○○○○	提出日＊月＊日	

研修参加報告書

報告

研修の概要	（研修の構成と内容を要約して述べ、配布資料に共有すべき部分があればコピーを添付すること。） 80分のセッションが午前と午後に2つずつ、1時間の休みを挟んで行われた。内容は以下の通りである。詳細は添付資料を参照されたい。「静脈内注射」は「静注」と略す。 1．静注する薬品に関する基礎知識（講義）：添付文書の読み方、静注の特徴、薬品取り扱い上の注意（包装の似た薬品の取り扱い、配置によって変化する薬品の例、溶解希釈の方法など）が、スライドを用いて説明された。 2．事故事例とそれからの教訓（講義）：医療事故に結び付いた事例が紹介され、安全のための5Rの原則など、事故防止策が説明された。 3．静注の手順（講義）：滴下速度の計算方法と、体位・落差・手首や腕の向き・針先の位置・圧迫や屈曲の有無など問題につながる要因と注意事項が、説明された。 4．静注実技演習：参加者が翼状針による点滴注射を人形に実施し、評価を受けた。輸液滴下調整の演習も行った。
今後の行動計画	職務遂行面：静脈内注射が＊月までに一人で行えるようになる。 自己啓発面：今回の研修で得た情報およびその後の自己学習で得た情報を整理したノートをつくり、師長の指導を受ける。このノートを用いて他の主要技能について同様の情報を収集し学習していき、可能であれば、時々ノートを師長に提出して指導を仰ぐ。 研修成果共有：間違えやすい薬についての配布資料を本院での使用に合わせて改編した資料を作製し、希望者に配布する。
評価	参加時期と参加形態：入職して＊カ月目、患者への静注を経験する前に、単独で参加した。この時期に訓練を受けられたことは大変有益だった。単独で参加したことも、他の人に頼れないので集中して受講することができたため、よかったと思う。 自身の参加度：積極的に参加したと思う。すべての講義において質問し、演習では率先して実技を行い、評価を受けた。不手際もあったが、自分の未熟な現状を知ることができた。 プログラムの質：講義、演習はどちらも私には大変有益で、よいプログラムだと思った。新しい薬についての情報や事故事例についての情報は、私のような新人はもちろん熟練者にも役立つと思われた。来年度以降も同様の研修が行われるならば、ぜひ誰かが参加したほうがよいと思う。
所感	今回の研修は、臨床での実践に必要な多くの知識が得られたうえ、ほかにも、2つの収穫が得られ、私にとっては大変有意義な経験であった。 　収穫の1つは、看護処置はさまざまな知識や配慮の集大成の結果行われるということを理解し、基礎的学習の必要性を感じることができたことである。「静脈内注射」という1つの手順を行うためにも、基礎的な知識、医師や薬剤師などとの慎重な連絡、患者さんへのきめ細かな配慮が必要であることが、あらためてよくわかった。実演も、やってみると思った以上に難しく、自分の理解が大雑把であいまいだったと思い知った。今後は、他の手技に関しても医学的基礎をあらためて確認し、先輩たちの助けも得つつ、知識を確かなものにしていきたいと思う。 　もう1つの収穫は、他の機関に勤務する看護師の人々と情報交換ができたことである。私が今進めている院内研究の内容を話したところ、有用な資料を教えてもらうことができた。 　この研修に参加する機会を与えられたことに心から感謝している。

改善点

- ●体験の記述が分析と今後の行動考案へと結び付く書式にした。
- ●具体的な指示を追加した。
- ●「研修項目：構成と内容の要約」を整理して示した。
- ●用語を統一した（略語は初出で説明する）。
- ●不要な敬語を省いた。
- ●研修の成果を活かす複数の項目を示した。
- ●経験を俯瞰的に見ることを促す項目を設けた。
- ●自身を俯瞰的に見ることを促す項目を設けた。
- ●一般化した視点で評価する態度を促す項目を設けた。
- ●「まとめの文→詳細」という展開にした。
- ●社会人としての礼儀を示す文言を含めた。

て対象を眺めるように促すことです。

　そこで、筆者が書式を改め、少し情報を付け足して、文書A4-2のように書き直してみました。「研修の概要」の直後に「今後の行動計画」の欄を設け、研修の成果を活かす発展的方向を示唆する下位項目を設けました。続いて、研修参加という経験の個別の側面をその人なりに評価してもらうことにしました。これらはメタ認知を促す仕掛けです。最後に、感じたことを率直に書ける欄を設けましたが、小学生時代からの親しみがありすぎる「感想」という語は避け、「所感」としました。

　新人の多くは手技や手順を覚えるのに精一杯でしょうから、メタ認知など

云々している段階ではないとお思いの方もあるかもしれません。しかし、新人のときから全体を眺めて大きな展望で物事を位置づけるよう促すことが、その後の成長を支えるのではないでしょうか。研修報告を書くことはメタ認知を高める絶好の機会です。単なるテンプレートとは異なる、考えを精査し精緻化する助けとなる書式と、適切な助言があれば、支援する側にもされる側にも有益な成果が得られると思います。ぜひ、それぞれの職場に適した書式を考案したり、見直したりしてください。

所信表明（小論文）
——内容・全体構造・表現の検討を

　以前、「私の考える看護管理」と題する少し長い文章（文書 A5-1）をご提供いただきましたので、本章では、こちらをリバイズしたいと思います。まず、原案を検討して改善の方針を考えてみましょう。続いて、解説とともに、筆者のリバイズ例をご覧いただきます。

　職責に関する所信を述べる文章（小論文）は、昇進したり、管理職になったりした際に書く機会があるようです。また、教育職などに応募する場合には「教育・研究に関する抱負」の提出が、研修等の受講時には「志望動機」の提出が必ず求められます。そのような場合には、読むのは選考委員会の面々です。

　本章で扱う文章を読んで評価するのは、書き手の上司なのでしょう。皆さんは、「提出前にちょっと読んでみて！」と友人から頼まれたと仮定して、どのような「ツッコミ」を入れるか考えながら読み、改善点を記入してください。

（1）リバイズのコツ

1）まず、全体を眺める

　完成度を上げるには「内容」「全体構造」「表現」を総合的に見る必要がありますが、目につきやすいのは「表現」の問題です。しかし、これに注目しすぎるとほかを論ずる気力が続かなくなるかも……これは、文章改善の支援に携わってきた私の実感です。意識的に半眼になって、全体を眺めましょう。

2）内容をチェックする

　全体を眺めてみて、内容は適切だったでしょうか。判断基準は、読み手に伝えるべきことが伝わるかどうかです。この場合は、上司に、「病棟師長としての観察力と指導力がある」と思ってもらえればよいのですよね。書き手は、配属された病棟の印象やそこでの出来事を述べ、スタッフの主体性の欠如が問題だとし、教育に力を注いで最良の看護を提供したいと言っています。実に立派な主旨で、異論を差し挟む余地はありません。しかし、「管理とは何か」とか「改善の重点項目は」といった理念に関する議論としてはこれで十分かもしれませんが、管理者の所信表明なのに、具体的に何をするのかという教育的支援の計画が含まれていないのは重大な問題だと思われます。

「私の考える看護管理」

はじめに

　私は今年 3 月より病棟師長として現病棟に配属になった。私が感じた病棟の印象は、長く当病棟で働いているスタッフが多く、業務改善はあまり行われておらず、マニュアルにも沿っていない独自のスタイルで看護を提供している病棟という印象であった。そしてスタッフに対しての印象は、与えられた業務を日々こなしている、決められたルールを最低限守りながら 1 日を過ごす、そのような自主性に欠けているスタッフが多いと感じていた。当病棟の業務改善を通して私は、スタッフ一人ひとりが自分の看護を見直し活気ある患者様中心の看護が行える病棟づくりを漠然と考えた。

事例

　当病棟では内服薬の与薬方法・経管栄養の内服薬注入方法について検討している。何度か病棟カンファレンスで話し合いを進めるが、カンファレンスの参加人数も十分でなく、活発な話し合いもないまま次回のカンファレンスへ持ち越された議案であった。私は病棟師長としてスタッフからの意見もなくどのような方法を施行すればよいか、スタッフそれぞれがどのように感じているか、わからないままであった。そんなときあるスタッフから「内服のことはどうしますか？　早く決めてください。それが決まらなければ皆どうしていいかわかりません」と訴えがあった。私はこの病棟ではスタッフが業務を見直すのではなく、師長自身が業務を見直し、スタッフに決定事項として業務を遂行させていたことに気がついた。このスタッフに私は「直接与薬するのは私ではない。実際に業務を行うあなたたちが意見を出し合い、みんなができる方法で検討し、それを私は、安全か、可能であるか、マニュアルに沿った方法であるかを見極め、最終的に許可をします。だからみんなで考えるのです。みんなで決めるのです」と伝えた。

考察

　今回の事例を通して私は、当病棟での問題点に気づくことができた。当病棟ではスタッフそれぞれが業務について考えているわけではなく、ただやらされているとして、自主性のない看護の提供がなされていた。日本看護協会看護婦職能委員会によれば看護管理とは、「患者や家族に、看護ケア、治療への助力、安楽を与えるために看護職員が行う仕事の過程である。看護管理者は最良の看護を患者や家族に提供するために、計画し、組織化し、指示し、調整し、統制を行う」[1] とある。当病棟では、看護職員によって看護ケアが提供されていたものの、最良の看護の提供がなされていたかとなるとあいまいである。スタッフ個々がよりよい看護について検討したわけではなく、与えられた業務に対してこなして、1 日を過ごしているに違いないと感じた。そして提供した看護について問題意識をもち、考え、行えていないことに気づいた。

　看護を管理するという中に人的資源の活用があるが、人的資源がただのケアを提供するだけのスタッフではなく、よりよいケアを提供できるスタッフでなければならない。このような事例を目の前にして与えられた人的資源をどのように活用するか、活用するにはまず、育成・教育していくことが必要であると感じた。それぞれが問題意識をもち知識を深め、技術の向上をめざして教育していくことにより、質の高い人的資源をケアの提供者として組織化することができると考える。また、スタッフそれぞれが看護ケアについて考え、実践していくことによりモチベーションアップにもつながると考えた。このように看護管理者は、最良の看護を提供するために計画、組織化、指示、調整、統制することが必要であるが、ナイチンゲールは「"責任をもつ"とは、あなた自身が適切な処置をとるだけではなく、ほかの誰もがそうするよう見届けること、（中略）一人一人が自分に割り当てられた任務を行うのを確実にすることである」[2] と言っている。つまり、病棟師長がいなくても、指示をその都度出さなくても、どのスタッフも最良の看護を提供できるよう人的資源を十分に活用し、財政的・物質的に統制を行わなければならない。それが看護管理と言っている。

まとめ

　私が感じた看護管理とは、ただ単に看護をマネジメントするというわけではなく、看護を提供するスタッフの教育・育成も重要になってくる。そして提供される看護の質も一定でなければならない。なおかつ、最良のケアでなければならない。私は最良の看護がいつでも誰にでも提供できるように病棟運営を行うことが看護管理であると感じた。また、それを管理していくことが管理者として任された任務であると感じる。

引用文献
1）日本看護協会看護婦職能委員会編：看護婦業務指針，日本看護協会出版会，1995，p.89.
2）フロレンス・ナイティンゲール著，小玉香津子・尾田葉子訳：看護覚え書き，日本看護協会出版会，2004，p.52.

3）全体構造をチェックする

　全体構造はどうでしょうか。「はじめに」は、印象が述べられ「業務改善を通して……病棟づくりを漠然と考えた」と終わっています。実はここを読んで筆者は、「着任以来の経過をメモ書きしたようだなあ」と感じました。とりわけ「漠然と」はマズイですね……。好意的に解釈すれば、現状分析と対応の骨子を端的に述べたのかとも思われますが、あまりにも粗削りで、泥のついたままの生野菜を出されたように感じ、先を読む気がしぼみました。「はじめに」では、話の枠組み、つまり、読み手が今から受け取る情報を格納していく「整理棚」を示して、読み手が読み進む態勢をとれるようにしたいものです。続く「事例」では、考察の土台となる出来事が述べられますが、前に述べられた病棟の印象も考察の土台となる観察ですから、これらはまとめたほうがよさそうです。次の「考察」には文献の引用が2つありますが、この引用によって何の妥当性を示そうとしているのかがよくわかりません。主張とのつながりを明示する必要があります。全体構造にはかなり変更が必要なようです。

　めざす構造は、「主題を述べて読者に全体の枠組み（展開）を予測させる」⇒「観察した事実を提示する」⇒「事実の分析によって課題を特定する。必要ならその判断の妥当性を示す証拠を提示する」⇒「課題の解決案を示す」といったところでしょうか。この構造を整えるには、事実（観察を含む）と事実から導いた分析を区別する、つまり、見たことと思ったことを混ぜないことが重要です。原案にある情報で事実と言えそうなのは、「活気のなさ」「業務遂行の様子」「カンファレンスの様子」、それと「指示を求められたこと」でしょうか。

4）表現をチェックする

　表現の問題もいろいろあります。一部を抜粋して、考えてみましょう。

　（a）当病棟の業務改善を通して私は、スタッフ一人ひとりが自分の看護を見直し活気ある患者様中心の看護が行える病棟づくりを漠然と考えた。

　（b）スタッフに対しての印象は、与えられた業務を日々こなしている、決められたルールを最低限守りながら1日を過ごす、そのような自主性に欠けているスタッフが多いと感じていた。

　（c）何度か病棟カンファレンスで話し合いを進めるが、カンファレンスの参加人数も十分でなく、活発な話し合いもないまま次回のカンファレンスへ持ち越された議案であった。

　（d）それぞれが問題意識をもち知識を深め、技術の向上をめざして教育していくこと

　（e）看護を管理するという中に人的資源の活用があるが、……。

　（a）の「を通して」という語句は、ある結果を生じさせる手段や媒体を示しますから、（a）を読むと「すでに業務改善を行って、その結果そう考えたのだ」

と思ってしまいます。「を通して」「に対して」といった助詞相当語句は不正確に使うと誤解や違和感をもたらしますから注意が必要です。後半は、言葉不足です。「病棟づくりを〈課題だと〉考えた」などと補うべきでしょう。

　（b）と（c）と（d）では「頭」と「尻尾」が不整合です。例えば（d）の主語「それぞれが」は、「もち」「深め」とは合いますが、後半の「めざして教育していく」とは合いません。主語が変わったのなら明示すべきです。（e）は、内輪では通じるのかもしれませんが、端折りすぎです。

　このように表現の問題は多様ですが、これらは構成や内容と連動して考えなければ意味がありません。語句の代替案を見つけてもそれを含む文を差し替えることになったら苦労が無駄になります。

　次に筆者のリバイズ例と解説をお示しします。

（2）リバイズ例の作成

　リバイズするには内容・全体構造・表現のすべてを検討しなければなりません。内容については、先に、スタッフへの教育的支援が大切だと述べるだけでは管理者の所信表明として不十分で、それに取り組むための具体的な計画を示すべきだと申しました。計画は原案には書かれていないため、リバイズ例では筆者がやや自由に（かなり勝手に？）考案しました。全体構造は、提案したように「主題と展開の予告」⇒「観察した事実の提示」⇒「事実や原則を勘案した課題の特定」⇒「課題解決計画の提示」としました。表現も必要に応じて整え、文章語らしさを増す言い回しを少し加えると、p.93 の文書 A5-2 になりました。

1）どのように考えリバイズしたか

　リバイズをどのように行ったか説明します。

　「はじめに」の節は、原案では現状の問題と今後の活動目標とが述べられていますが、リバイズ例では目的と展開の予告と観察期間を記載するだけにしました。「私の考え」に対して読み手に「それでいいんじゃない」と共感し支持してもらうには、短兵急に要点を概述するよりも、そう考えるに至った道筋を読み手にたどってもらったほうが得策だと判断したのです。

　「○○病棟の現状」の節は、上の判断に基づき、書き手が見て感じて考えた筋道を追って記述しました。第1段落では、原案に書かれていたさまざまな「印象」の記述を「活気に乏しい」という第1文でまとめ、その裏づけとなる事実としてそれらを提示しました。第2段落で述べたのは認識を一新させられた出来事です。原則どおり、第1文に全体をざっくりまとめる文（看板文*）を据え、続いて、スタッフの発言とそれからわかった事実を記しました。発言は原案と同様に直接引用としました。生の言葉の迫力が、読者の「あちゃー、そんなと言ったの？」という、書き手の感じた当惑への共感を誘うと期待したのです。この後、原案では書き手が指導した言葉が続きます。この流れは続いて起こっ

*
p.29 参照。

た事柄だから自然だと感じられるかもしれませんが、指導は現状の一部というより現状への対応ですから、1つの段落には同主旨の情報を集めるという実務的論述の原則に照らすと、ここで対応を先走って述べるのは不適切です。それよりも、指示を求められて「こんなことを言うってことは、こういうことなんだな」と解釈した、それを明示すべきです。読者の理解を得るには、事実だけでなくそれが示す意義や解釈を述べることが重要なのです[*]。原案ではスタッフの発言から気づいたことが考察の初めに書かれていますが、リバイズ版ではこれを現状記述の節の最後に置き、「当初の印象、観察した事実⇒特筆すべき出来事⇒そこから解釈された現状の課題」と、書き手の思考を読み手にたどってもらい、問題認識を共有できるようにしました。

[*]
p.35 参照。

　「病棟師長としての責務」の節では、主体性向上に焦点を絞りました。原案には財政・物的資源の統制も重視していることを示そうとする意図が感じられますが、あれもこれもと並列すると、せっかく観察して得た「主体性が鍵だ！」という判断が霞んでしまいそうです。この場合、読み手も看護のプロなのですから、総花的でありがちな話よりも焦点を絞った主張のほうが高く評価されるのではないでしょうか。具体的には、初めの段落では管理者の責務を見定めるうえで参照すべき基本的責務についての見解を示し、その妥当性を文献引用によって支えました。原案では職能委員会からのこの引用が何を支持したいのか存在意義がよくわかりませんが、リバイズ例のように段落の主となる文を明示すると引用の役割も明確になります。次の段落では、本病棟における管理者の責務を特定し、その妥当性を支持するためにナイチンゲールを引用し、その主旨を明示する文言を添えました（＝「～と、教育的支援を管理の重要要素と見なしている」の部分）。最後の段落では、その責務の実践の第一歩でもある、例の発言をしたスタッフへの書き手の対応を記しました。ただし、原案とは異なり、要約引用としました。生の言葉は使いすぎないことが大切です[**]。お気づきのように、この節の段落の配置は「一般から個別へ」という順になっています。

[**]
p.40 参照。

　「今後の活動計画」は筆者の創作で、妥当かどうか心許ない限りです。病棟全体で行う活動内容は重要性が高いためほかの部分と視覚的に区別される箇条書きで示し、自分が心がける目標は地の文として述べました。最後は決意表明としました。

　以上の全体構造をp.94の表に示しました（表A5-1）。この構造は小論文等を作成するときにも参考になると思います。

2）専門職者として発信する覚悟と受信する者の礼儀

　ところで、本章の前半（p.90）に、私が日ごろの信条に反して印象論的記述をした箇所があるのですが、お気づきでしょうか。「何だ、これじゃわからん！」と思ってくださった方、スルドイ！　ありがとうございます。……そう、「は

文書A5-2　リバイズ例

「○○病棟師長としての責務」

はじめに
　本稿では、○○病棟（以下、本病棟）での看護実践の質の向上をめざして、20**年3月に師長として配属されて以来*カ月間の観察に基づき、本病棟の現状における問題点と管理者の責務についての私の見解を述べ、今後の活動計画を示す。

○○病棟の現状
　本病棟に対する第一印象は、活気に乏しいというものだった。看護スタッフの多くは長く本病棟に勤務しており、「慣れている」という雰囲気が業務遂行の端々に横溢している。患者へのサービスは、院内マニュアルに記載された方法とはやや異なる各人各様の方法で提供されている。内服薬の与薬方法や経管栄養の内服薬注入方法を検討する病棟カンファレンスが定期的に開催されるが、参加者は少なく、毎度同工異曲の議案が出され活発な討議もないまま次回へと持ち越される。業務についての感想や要望などが述べられることはない。こうしたことから、スタッフの大半の行動原理は、最低限のルールに違反しないよう業務をこなし1日を無事に終えることなのだろうと推察した。
　ある日、こうした状況を生む根本要因に気づかされる出来事が起こった。スタッフの1人が私に「内服のことはどうしますか？　早く決めてください。それが決まらなければ皆どうしていいかわかりません」と訴えたのである。何と、本病棟では、師長が業務の実施方法を決めて決定事項として伝え、スタッフはそれを遂行するだけという手順が常態化していたのである。
　この出来事から、本病棟にはスタッフの自主性が発揮される機会がなかったのだとわかった。指示に従うだけで、各自が工夫して成功や失敗を経験し高揚感や新たな挑戦意欲を味わうことがないのなら、活気に乏しいのも無理はない。看護業務にとって最重要要素である人的資源が生き生きと業務に携わっていない以上、環境や物的資源が十分だとしても、現状では最良の看護が提供されているとは思われない。

病棟師長としての責務
　管理者の基本的責務は最良の看護が提供される状況が創出され維持されるようはかることだと言える。日本看護協会看護婦職能委員会[1]によれば、看護管理とは「患者や家族に、看護ケア、治療への助力、安楽を与えるために看護職員が行う仕事の過程」であり、看護管理者は「最良の看護を患者や家族に提供するために、計画し、組織化し、指示し、調整し、統制を行う」のである。
　最良の看護が提供される状況を本病棟に創出するために師長として行うべきことは、スタッフの主体性を向上させることだと考える。「管理」という語からは、日常業務を進めるための人員配置、勤務実績の評価、物資の確保・配置、時間管理、記録や報告などといった実務的手続きが想起されがちだが、管理者の第1の責務は看護の最重要部分である人的資源がよりよい看護を希求するよう導くことであろう。ナイチンゲールも "責任をもつ"とは、あなた自身が適切な処置をとるだけではなく、ほかの誰もがそうするように見届けること、（中略）一人一人が自分に割り当てられた任務を行うことを確実にすることである」[2]と、教育的支援を管理の重要要素と見なしている。指示がなくても、各人がよりよい方法を工夫し、普遍的基準で自分の行動を評価し、次の行動への指針とする、こうしたサイクルが本病棟の職務の中に実現されるよう支援することが、本病棟師長としての第1の責務だと私は考える。
　与薬の指示を求めたスタッフに私は、看護の方法はそれを実施するスタッフが提案するのであり、師長は提案の安全性や実行可能性や規則との整合性などを点検して許可を出すのだと伝えた。しかし、一度のやりとりで状況が変化するとは思われない。具体的な活動を通して辛抱強く意識変革を進めることが必要であろう。

今後の活動計画
　スタッフが意識を変え主体的行動をとるよう促すために、今後、「思いついたことをとりあえず試みる」ことを奨励したいと考える。具体的には以下の1〜3を実行する。
1. 現行の病棟カンファレンスで取り上げる事柄の幅を広げ、与薬方法などだけでなく、さまざまな観察や工夫を語り合うことにする。工夫の案やその実施結果を各人が少なくとも2カ月に一度以上報告するよう求める。ただし、実施結果は中間的なものでもよいことにし、また、患者への影響だけでなく、自分への影響を観察し報告することを奨励する。
2. 上記の活動への積極的な参画を業務評価に反映させ、顕彰の機会を設ける。
3. 意義ある事例には院内発表会で披歴する機会を提供し、かつ、院内ニュース誌上で広報する。患者への効果が実証された事例だけでなく、まだ明らかな効果が見られなくても自己啓発や他の試みの誘発につながった事例を積極的に評価する。

　上記を推進するために自身にも次の2つを課すことにする。1つは、重大なアクシデントやインシデントにつながる可能性が高くない限り、提案された試みの実行を支援し、最終判断を急がないことである。もう1つは、失敗こそが次の発展へとつながる芽であることを私自身の言動を通して皆に伝えることである。経験の浅い者や自信喪失気味の者が挑戦しやすい雰囲気を醸成したい。それには、私自身が失敗を恐れず新しい挑戦をしなければならないと思う。
　本病棟スタッフの意識と行動を変えることはたやすいとは思われない。しかし、この課題に私自身が揺るがぬ決意をもって取り組み、そこに喜びを見いだしている姿を示すことによってスタッフの主体性を引き出し、最良の看護を提供する病棟をつくっていきたい。

引用文献（省略）

改善点
- 内容を端的に表すものに変更した。
- 本稿の目的（主題）と展開を示した。
- 病棟師長の責務を認識するための基礎となる観察結果と問題状況を示した。
- 自己の責務の目的についての認識を述べ、引用によってその根拠を示した。
- 本病棟で目的を達成するための目標についての認識を述べ、引用によってその妥当性を補強した。
- 上の認識を得るきっかけとなった事例への対応を、責務実行の例として示した。
- 責務を果たすための活動計画を提示し、決意表明を行った。

表A5-1　リバイズ例の全体構造

各節の役割と本論考での【小見出し】	各節で行うこと	段落	各段落の具体的内容
導入 【はじめに】	本稿の目的（主題）と展開を示す。	1	看護の質の向上という目的のために、「観察結果」を基に「課題を認識」し「解決策を提案」することを述べる。
データ 【○○病棟の現状】	病棟師長の責務を認識するための基礎となる観察結果と問題状況を示す。	1	印象として把握した問題状況を述べる。
		2	問題状況の本質を端的に示した具体例を叙述する。
		3	問題状況の根本的要因についての解釈を提示する。
考察と結果 【病棟師長としての責務】	自己の責務を認識し、最後に実践の手始めの案を示す。	1	「管理者の基本的責務は最良の看護を提供するしくみを保証することだ」という原則を、根拠となる引用（文献1）*とともに示す。
		2	「本病棟の管理者の責務は最良の看護提供の最も重要な条件である人的資源の主体性を向上させることだ」という本病棟に特化した判断を示し、ありがちな別解釈を退け、自説と同主旨の引用（文献2）によって支持する。
		3	上の責務の実践の手始めとして前節で述べた事例への対応を提示し、次の、主体性向上の方策の提示へと誘導する。
結論 【今後の活動計画】	責務を果たすための活動計画を提示し、決意表明を行う。	1	課題解決のための具体的活動計画を示す。
		2	上記計画の実行を促進するための自分の行動方針を示す。
		3	課題解決をやり抜く決意を述べる。

＊　看護管理者の役割・責務は、原案の引用文献のほか、日本看護協会「看護業務基準（2021年改訂版）」「看護にかかわる主要な用語の解説」等でも説明されている。

じめに」の部分を「粗削りで、泥のついたままの生野菜を出されたよう」と言ったところです。何が問題かさっぱりわかりませんよね。すみません。こんな言い方をしたのは、表現技法ではなく、そもそもの取り組み方に問題があることを示唆したいと思ったからです。

　専門職者は「漠然と」考えた内容を公的に発信してはなりません。書き手は謙虚に述べたつもりなのかもしれませんが、それは、無礼を承知で申しますが、「逃げ」です。発信する側は、頭が割れるほど考え抜き、批判も受け止める覚悟で、明確に自説を述べ、受信する側は、敬意をもって真摯に受け取り、礼儀正しく、率直に、反応を返す、これがプロ同士のコミュニケーションだと、筆者は思います。この覚悟さえあれば、表現のミスや多少の稚拙さは些細な問題です。

　Part 1の第1章で申しましたとおり、看護職として皆さんが獲得してきた暗黙知や判断力はご自身が思っている以上に貴重なのです。しかし、自己防衛専一になったり、ありきたりの表現を便利に使い続けたりしている限り、ご自分の中にある叡智を言語化し発信することは不可能でしょう。どうか、プロとしての自分の蓄積に自信をもって、はつらつと発信してください。

フリー書式の研修参加報告書
──「混ぜご飯」状態の内容を「定食」にリバイズする

　研修参加報告書は、どなたも一度は書いたことがあるでしょう。書式が定められている場合と形式や分量が報告者の裁量に任されている場合があるようですが、本章では後者を扱います（書式を用いた研修参加報告書については p.83 をご覧ください）。

　例によって、読む人に何を伝えるのか、目的を確認しましょう。研修は所属する組織の一員として参加するものです。したがって、参加報告の究極の目的は、組織に貢献する可能性と意志を伝えることだと考えられます。何を学んだか、自分の取り組み方はどうだったかなど、自分の向上をめざして考察するだけでなく、上司や同僚に有用な情報を提供したり、自分の研修実績を組織に役立てるために何をするかの計画を示したりすることが望まれます。

　原案（文書 A6-1）を読んで、ご自分の印象や改善案を右の欄にメモしてください。

文書A6-1　原案

> 改善点を記入
> してください

　今回反復経頭蓋磁気刺激療法（以降 rTMS 療法と記載する）を当院で導入するにあたり、医療スタッフとしてモニタリングができること、実践レベルで治療が行えるため実施研修会に参加した。前回は治療として概論と施行上の注意点、事例を通して理論を学習したが、今回は実践レベルで機械の取り扱いなど技術的な演習となった。

　rTMS 療法とは、パルス磁場による誘導電流で特定部位の神経細胞を繰り返し刺激することで視床・海馬・線条体・扁桃体といった経路の回復を促し、動きの悪い神経を回復させることでうつ病を改善させる治療となる。講習内容は rTMS 療法の概念、基本知識と実践、適正使用指針と保険診療上の対応など実際施行するにあたっての注意事項や今後の治療に向けた取り組みなどを学習する機会をなった。

　当院での治療が初めての導入となり、rTMS 治療に慣れない状況下での開始となる。適応や治療上の注意事項、起こり得る副作用などを周知することや、患者教育など術前の準備も含めて安心した治療が受けられるよう、医療スタッフが万全の知識と準備をもって臨まないと効果的で安全な治療ができないことがわかった。

　また治療の実際を見たことのない状況で看護師を含めた医療チームがかかわるため、事前準備と知識を共有することやマニュアルの作成など、チーム全体で治療ができるよう教育を行っていく必要があることも感じた。

　日本で難治性うつ病の患者を対象に 2019 年 1 月に rTMS 療法が保険収載された。当院では装置導入が 20** 年 7 月、秋の開始に向けて準備を進めている段階にある。専門の知識のある精神科専門医の指導のもと、モニタリング管理のため、看護師の管理も必要である。日本精神神経学会の実施指導者講習の参加と実技演習の講義に参加資格が必要となり、今回講習会に参加した。難治性うつ病の治療として導入されるもので、当院では初めての治療となるため、治療

の原理の説明、導入適応と施行方法、副作用や中止基準など根本的な治療経過や治療効果について学ぶことができた。

　4月より、導入に向けた準備を開始しており、部屋のレイアウトやカンファレンスを定期的に行っている。当院における同意書の作成や治療経過に合わせたパスの作成などを検討しており、痙攣発作など重大な副作用出現時のプロトコールを作成、施行前作業点検チェックシートなど検討段階にある。携わる医療スタッフが、治療経過や副作用についての対応など知識を深め実践を行わないと危険リスクも高く、患者の安全が担保できないことや初回開始となる治療であるため、予測できないこともあり、十分な知識や教養、精神科専門医や施行医師、モニタリング可能なコメディカルの連携ができていないと安全な治療ができない可能性がある。知識を深め、予測されるすべてのリスクを検討し、対応できるシステムづくりをしていかないと患者に安全で効果的な治療ができないことを学ぶよい機会となった。

　今回治療には薬剤療法や精神療法に対し効果が得られなかったうつ病の約3から4割が完全に症状が消失する、またはうつ症状の50％以上回復されることが期待されている。患者さんの希望や個別性に配慮し、安全の確保に努め、効果的な治療が受けられるような環境づくりとN市初導入の治療でもあるため、医療チームで連携して難治性うつ治療の最新医療が提供できるよう、患者の回復支援に努めていきたいと考える。

（1）全体が散漫であると感じられるのは？

　　いかがでしょうか。治療法導入にあたっての責任感と熱意が行間から伝わってきます。しかし、同じ事柄があちこちに出てくるなど、全体が取り散らかっているという印象を受けます。……各段落はどのような意識で括られているの？　7つある段落はどのような方針で配置されているの？

　　書かれている内容をじっくり見てみると、「rTMS療法そのもの、その目的や導入条件」／「今回の研修の内容」／「当院および自分の事情ならびに行動計画」に分けられそうですが、これらが、混ぜこぜになっています。文書A6-2は、内容ごとに色や字体を変えたものです。

（2）「混ぜご飯」でなく「定食」をつくるために

　　ご覧のように、1つの段落の中に複数の種類の情報が交じっていたり、1種類の情報だけを含む段落もあちこちに散在していたりして、いわば「混ぜご飯」状態になっています。読み手の円滑な理解を促す一貫性を備えた文章にするには、各段落の役割を明確にして同種の情報をまとめ、「ご飯・主菜・付け合わせ・漬物」に分かれた「定食」に再構成しなければなりません。内容面では、今後への決意は感じられますが、具体的な行動計画が示されていません。この点も改善が必要でしょう。

文書A6-2　原案を内容ごとに色分けしたもの

　今回反復経頭蓋磁気刺激療法（以降 rTMS 療法と記載する）を当院で導入するにあたり、医療スタッフとしてモニタリングができること、実践レベルで治療が行えるため実施研修会に参加した。前回は治療として概論と施行上の注意点、事例を通して理論を学習したが、今回は実践レベルで機械の取り扱いなど技術的な演習となった。

　rTMS 療法とは、パルス磁場による誘導電流で特定部位の神経細胞を繰り返し刺激することで視床・海馬・線条体・扁桃体といった経路の回復を促し、動きの悪い神経を回復させることでうつ病を改善させる治療となる。講習内容は rTMS 療法の概念、基本知識と実践、適正使用指針と保険診療上の対応など実際施行するにあたっての注意事項や今後の治療に向けた取り組みなどを学習する機会をなった。

　当院での治療が初めての導入となり、rTMS 治療に慣れない状況下での開始となる。適応や治療上の注意事項、起こり得る副作用などを周知することや、患者教育など術前の準備も含めて安心した治療が受けられるよう、医療スタッフが万全の知識と準備をもって臨まないと効果的で安全な治療ができないことがわかった。

　また治療の実際を見たことのない状況で看護師を含めた医療チームがかかわるため、事前準備と知識を共有することやマニュアルの作成など、チーム全体で治療ができるよう教育を行っていく必要があることも感じた。

　日本で難治性うつ病の患者を対象に 2019 年 1 月に rTMS 療法が保険収載された。当院では装置導入が 7 月、今年度秋の開始に向けて準備を進めている段階にある。専門の知識のある精神科専門医の指導のもと、モニタリング管理のため、看護師の管理も必要である。日本精神神経学会の実施指導者講習の参加と実技演習の講義に参加資格が必要となり、今回講習会に参加した。難治性うつ病の治療として導入されるもので、当院では初めての治療となるため、治療の原理の説明、導入適応と施行方法、副作用や中止基準など根本的な治療経過や治療効果について学ぶことができた。

　4 月より、導入に向けた準備を開始しており、部屋のレイアウトやカンファレンスを定期的に行っている。当院における同意書の作成や治療経過に合わせたパスの作成などを検討しており、痙攣発作など重大な副作用出現時のプロトコールを作成、施行前作業点検チェックシートなど検討段階にある。携わる医療スタッフが、治療経過や副作用についての対応など知識を深め実践を行わないと危険リスクも高く、患者の安全が担保できないことや初回開始となる治療であるため、予測できないこともあり、十分な知識や教養、精神科専門医や施行医師、モニタリング可能なコメディカルの連携ができていないと安全な治療ができない可能性がある。知識を深め、予測されるすべてのリスクを検討し、対応できるシステムづくりをしていかないと患者に安全で効果的な治療ができないことを学ぶよい機会となった。

　今回治療には薬剤療法や精神療法に対し効果が得られなかったうつ病の約 3 から 4 割が完全に症状が消失する、またはうつ症状の 50％以上回復されることが期待されている。患者さんの希望や個別性に配慮し、安全の確保に努め、効果的な治療が受けられるような環境づくりと N 市初導入の治療でもあるため、医療チームで連携して難治性うつ治療の最新医療が提供できるよう、患者の回復支援に努めていきたいと考える。

リバイズした文章を文書 A6-3 に示します。「概要」「背景の説明」「研修内容」「当院における状況と今後の予定」を述べる 4 つの段落を設けました。「概要」では、研修内容・当院の状況・その状況に資する研修成果を短くまとめました。「背景」では、普遍から個別へという流れを意識して「新療法の説明→日本での位置づけ→報告者が受講した事情」の順に並べました。「研修内容」では、前回と今回の特徴をざっくり示してから、今回の研修内容を述べました。「具体的には」で始まる一文で、今回の研修内容全体をまとめ、続いて必要であると指導された事柄を、項目別に列挙しました。「当院における状況と今後の予定」では、大単位から小単位へという順序を意識し、病院・看護部・筆者自身の順に記述を配置しました。文中、ゴシック体の色文字になっているところは、段落の内部構造の要所を示唆する部分です。

　「混ぜご飯」でなく「定食」をつくるには、書き始める前に考えを整理して*、アウトライン**をつくってみることが有益です。

*
アウトライン作成前の「付箋」
活用法（p.57）参照。

**
p.29 参照。

文書A6-3　リバイズ例

　　反復経頭蓋磁気刺激療法（以後、rTMS療法と略）の実施研修会に参加し、器機の取り扱い方法などの技術についての演習を含む指導を受けた。当院では、7月の装置導入・秋の治療開始に向けて4月から準備を進めてきたが、今回の研修を受講して、今後○ヶ月の間に看護部全体で共有すべき知識や作成すべきマニュアルなど、準備として何が必要かを明確に認識することができた。

　　rTMS療法とは、パルス磁場による誘導電流によって特定部位の神経細胞を繰り返し刺激し、動きの悪い視床・海馬・線条体・扁桃体といった経路の回復を促すものである。日本では難治性うつ病の患者を対象に2019年1月に保険収載された。この療法の実施にあたっては、専門知識のある精神科専門医の指導だけでなく、モニタリング管理を担当する看護師への指導・管理が必要とされる。報告者は、日本精神神経学会の実施指導者講習と実技演習に参加する資格を得るため、前回の研修（○年○月○日実施）に続いて今回の研修を受講したものである。

　　前回は治療の原理や施行上の注意点が説明され典型的事例が提示されるなど、基本的知識の獲得を目的としたものだったが、今回はより実践的な内容を多く含んでいた。具体的には、適正使用の指針と保険診療上の対応など管理的側面が説明され、安全確保のための注意が詳しく述べられた。携わる医療スタッフは、リスクも高く不測の事態も起こり得る治療法であるため、治療経過についての基本的知識だけでなく副作用への対応や中止基準を熟知しておく必要がある。患者にも事前に教育的対応を行うことが求められる。また、精神科専門医や施行医師、モニタリングに携わるコメディカルと適切に連携できる体制を整えることが必要である。こうした準備をしたうえで、さらに、予測されるあらゆるリスクへの対応システムをつくっておくよう指導された。

　　本院では、薬剤療法や精神療法では効果が得られなかったうつ病の約3〜4割で症状が消失すること、あるいは、うつ症状の50％以上が回復することを目標として、本療法の実施が秋に開始される予定である。本療法が導入されるのはN市では本院が初めてであり、難治性うつ病に対する最新の医療が本院で実施されることへの期待は高い。看護部としては、今年の4月から実施に向けた準備を開始し、部屋のレイアウトの整備や準備のためのカンファレンスを定期的に行ってきた。現在、同意書、治療経過に合わせたパス、痙攣発作などの重大副作用出現時のプロトコール、施行前作業点検チェックシートを作成する作業を行っている。治療の実際を見たこともない状態で治療にかかわることになるため、十分すぎるくらいの事前準備を行うことが必要である。報告者は、今回の研修を通して、部署で共有すべき知識と作成すべきマニュアルやプロトコールをより明確に認識することができた。現在作成中のものも含めて作成すべきものを網羅したリストとそれらの完成までの作業日程案、および、勉強会実施計画案をつくって、○月のカンファランスにおいて提示したい。

- 情報ごとに4つの段落を設けた。
- 「概要」では研修内容・当院の状況・その状況に対応する研修成果を短くまとめた。

- 「背景」は、対象となる療法の説明→日本受け入れの事情→自分が受講に至った事情、という順序で述べた。

- 「研修内容」では、前回と今回の特徴をざっくり示してから、今回の研修内容について述べた。「具体的には」で始まる一文で、今回の研修内容全体をまとめ、必要であると指導された事柄を、項目化して列挙した。

- 「当院における状況と今後の予定」では、大単位から小単位へという順序を意識し、病院・看護部・筆者自身の順に記述した。

- 自分の具体的な行動計画を書き加えた。

病院実習依頼書
——必要な情報を、読み手に配慮した構造と表現で

ある方が以前にご自分が書いた「実習受け入れをお願いする文書（例）」をご提供くださいました（文書A7-1）。

早速読んでみましょう。でもその前にまず確認！　文章を吟味する際の手がかりは何だったでしょうか？　手がかりを思い出しながら、改善点を抜き出してください。できれば、改善案を示してください。　*文中の人名はすべて仮名です。

文書A7-1　原案

> 改善点を記入
> してください

実習受け入れのお願い

20**年＊月＊日

○○病院小児科看護師長　山田菊子様

　＊月に入り、ますますご多忙のことと存じます。このたびは、突然の不躾な依頼、大変失礼いたします。私たち2名は、○○財団在宅看護起業家育成事業の提供するプログラムを受講しております。この事業は、○○財団の支援を受け看護師を中心として地域の包括的な支援や在宅医療を担うために起業する8カ月間のプログラムです。これからの日本の人口動態から見えてくる医療や財政等の諸問題をさまざまな角度から学んでおります。

　日本は、優秀な小児医療の普及により乳幼児死亡率は改善されましたが、同時に小児医療の在宅ニーズも増加しました。しかし、受容体制が整っていない現実を知りました。

　私たちの対象者は、すべての地域住民に予防も含めた看護ケアを展開していきたいと考えております。2名ともに小児看護の経験がほとんどないため、小児看護の実際を学びよりよい看護ケアの普及に努めたいと考えております。

　突然の申し出によりお手数おかけしますが、ご理解ご協力のほど宜しくお願い致します。

記

日時：＊月中旬〜＊月（2週間）
研修生：2名（川田梅子・海田桜子）
目的：小児看護の実際を体験し訪問看護に活かす
　　　○○病院で働く看護師と顔の見える連携の基盤づくり

以上

連絡先　携帯：○○○-○○○○-○○○○
住所：東京都○○区○○1丁目7　マンションX　303

川田梅子

文章を吟味する際の手がかり……「お願いするのだから、重要なのは丁寧さかな？」……ほう、「お願いする」という目的への着目、素晴らしい！　ただ、そこからいきなり表現の質を問題にしたのは、少し気が早すぎるでしょうか……思い出しましたか？

p.7 参照。

　そう、書くための原則は、「P&A ⇒ I ⇒ L」でしたね*。この原則は、推敲にも有効です。まず、「P（Purpose：目的）」と「A（Audience：受け手［読み手］）」があって、そこから「I（Information：含めるべき情報内容）」が決まり、それにふさわしい「L（Language：文体・表現）」が選ばれるというこの原則を思い起こし、表面に現れた言語の背景要素に留意してください。

（1）「目的」を達するために「読み手」に必要な「情報」を

　文書 A7-1 の「目的」は「実習を受け入れてもらうこと」で、「読み手」は「山田菊子師長」です。ですから、山田師長が、わかりにくいと苛立つことなく依頼の内容を理解し、「この人たちならぜひ受け入れてあげたい」と好意を抱き、「よし、許可しよう」と決めてくださることになれば、大成功と言えます。

　率直に申しますと、筆者は、この文書にはいささか配慮が不足していると思いました。第1の問題は、理解しやすさへの配慮にかかわることです。この文書は、タイトルから目的は一応わかりますが、明示的にお願いを述べる文が見当たりません。それに、実習の時期や期間など、受け入れの可否の判断に大きく影響する情報が、依頼者自身についての説明が結構長く続いた後の「記」に至るまで、示されません。

　これは、どうでしょうか。山田師長の立場で考えてみてください。「あれ、依頼の口上はないのかなあ。それに、実習に来たいって、いつ？　別の実習生が来る時期や業務の繁忙期に重なっていれば受け入れは難しいし、面倒な時期と重なってないといいけど……」と気にしつつ、肝心のことがなかなか出てこないなあと思いながら読んでいくのは、もどかしいのではないでしょうか。

（2）文の構造と表現はわかりやすく

　文の構造や表現にも、読み手を苛立たせるところがあります。3行目からの文の骨組みは「この事業は、……プログラムです」ですが、ここは「この事業は、……プログラムを提供しています」と、「事業」を行為者として、「プログラム」を行為の対象として表現するのが適切でしょう。

　また、4行目の「起業する8カ月間のプログラム」は主語がないため、「え、プログラムが起業するの？」という奇妙な解釈が頭に浮かびます。「起業するためのプログラム」とすれば誤解が起きません。

　これに続く文との続き具合も不親切です。次の文には主語がないため、前の文と同じ「この事業」だと思って読んでいくと、「学んでいます」と結ばれて、

「えっ、主語は『私たち』に変わっていたの？！」と肩透かしを食うのです。この「主語のこっそり変更による肩透かし」は、第2段落の「日本は、優秀な……」と「しかし……」の二文の間にもあります。

　最も混乱させられるのは、第3段落の「私たちの対象者は」で始まる文です。それに続く「すべての地域住民に…（中略）…展開していきたいと考えております」という部分は、結びから考えて「私たちは」と主語を補えば意味が通ります。でも、そうすると、「私たちの対象者は」という句はこの一文にどう位置づけられるのでしょうか？　この句は浮いています。それに、そもそも、「私たちの対象者」って？　「私たち」は現在、看護起業家育成プログラムを受講中で、だから実習に来たいのですよね？　対象者がもうあるのですか？　……この文書を読んでいると、散らばっている石につまずきそうになりながら歩いているような気になります。

（3）「お願い」に応じたくなる構造と表現とは

　次に、「この人なら」と好意を抱いてもらえるかというと、この点でも配慮が十分とは思えません。初めと終わりに「突然の不躾な依頼」「お手数おかけします」など、読み手の負担への気遣いを示したのはよかったと思います。問題は、「これからの日本の人口動態…（中略）…学んでおります」「日本は、優秀な小児医療…（中略）…在宅ニーズも増加しました」といったくだりです。ご自分たちの学習成果をアピールしているのだと思われますが、相手は小児科の師長で、医療の現状はご存じのはずです。「知らせる」という形で述べると、釈迦に説法の愚を犯すことになりかねません。責任者が知りたいのは、「数ある病院の中でなぜここを希望するのか」「問題を起こす恐れはないか」「この実習を受け入れることが、当院、あるいは、看護界や医療界のためになると言えるか」といったことではないでしょうか。知識の豊富さをアピールするより、師長が「受け入れても大丈夫そうだし、当病院や社会の役に立ちそうだから、承諾したい」と病院や病棟の他の人々に堂々と告げるための根拠を提供すべきでしょう。

　さて、この文章、どう変えればよいでしょうか。まず、受け手を苛立たせないよう、必要情報を含む「お願いの口上」を真っ先に述べましょう。それから、ここでの実習を希望する理由を説明する必要があります。その際、本音はアクセスの便利さなど現実的理由があったとしても、こういった場合は読み手を高く評価していることを主たる理由として示すのが得策です。そして、読み手を含む社会に貢献できるよう最大限努力する覚悟を示すことが望ましいでしょう。

　さらに、読み手の心配を打ち消すために、「迷惑をかけない」「そちらの都合に合わせる」「できることは何でも手伝う」といった約束をしてはいかがでしょう。

　文書A7-2に、リバイズしたものを示しました。第1段落は「依頼の口上」、

改善点

20＊＊年＊月＊日

○○病院小児科病棟看護師長
山田菊子様

実習ご許可のお願い

拝啓
　時下ますますご清栄のこととお慶び申し上げます。大変恐縮ながら、私ども2名に、貴院小児科病棟において＊月中旬から＊月末の間に2週間ほど実習をさせていただきたく、特段のご高配をお願い申し上げる次第です。

　私ども2名は看護師で、現在は、在宅看護施設の経営に必要な知識や諸技能を授けることを目的とする○○財団在宅看護起業家育成事業の8カ月間のプログラムを受講しております。病院での20年余りの経験のうえに、小児から高齢者まですべての年齢層の地域住民を対象に予防も含めた看護ケアを提供する施設を近い将来に開設することをめざしております。

　私どもが学ぶべきことは多々ありますが、中でも特に学びたい分野は小児看護です。今の日本は、優れた小児医療が開発され普及して乳幼児死亡率世界最低を誇るまでになった一方、在宅での小児医療のニーズも増加しており、その受容体制は十分とはいえないと聞き及んでおります。地域で起業すれば当然小児ケアを求められる機会があるでしょうが、私どもには小児看護の経験が乏しいため、最も質の高い小児看護が実践されている貴院でその実際を学ばせていただきたいのです。また、私どもが起業をめざす地域は貴院と同じ○○市内であるため、現実問題として、深刻なケースに遭遇した場合は貴院への受け入れやご支援をお願いしたく存じますし、実績を積んだ暁には貴院から退院なさる方などをご紹介いただける日もあろうかと存じます。そうした際に、貴院での実習経験があれば、よりよい対応ができると思われます。

　実習中は、貴院のご迷惑になる行動を決してとらないよう細心の注意を払うことをお約束します。また、看護師資格と経験をもつ実習生として、お役に立つことがあれば誠意をもって全力で取り組みます。実習の日程や時間については、下記のとおりプログラムの研修期間の予定が許す範囲ではありますが、貴院にできるだけ不都合が生じないように調整いたします。

　以上をご理解くださり、特段のご高配を賜りますよう伏してお願い申し上げます。

敬具

記

日時：＊月中旬－＊月末の間の、2週間
研修生：川田梅子・海田桜子（経歴については、添付の履歴書をご参照ください）
目的：訪問看護における小児へのかかわり方を学び、病院とのよりよい連携方法を構想するため、小児看護の実際を体験する。

　大変恐縮ですが、以下の携帯に電話かメールでお返事を頂戴できれば大変幸甚に存じます。ご承諾いただける場合には、実習前に日時や心得等についてご指示を頂戴するため、一度そちらへ伺いたく存じます。よろしくお願い申し上げます。

川田梅子

連絡先　携帯：○○○-○○○○-○○○○　　携帯メール：kawata@○○○○.co.jp
住所：東京都○○区○○1丁目7　マンションX　303

以上

● 公文書の書式の通例に従った。

● 「依頼の口上」を真っ先に述べた。

● 依頼者である「自分たちの説明」を行った。

● 「貴院での実習を希望する理由」を明記した。知識や力を誇示しているという印象を与えないよう表現を工夫した。

● 「読み手が抱くかもしれない懸念を打ち消す記述」を加えた。

● 具体的な情報をもれなく簡潔に示した。

　第2段落は「自分たちの説明」、第3段落は「貴院での実習を希望する理由」、第4段落は「読み手が抱くかもしれない懸念を打ち消す記述」という構造になっています。連絡方法や実習前の手配の記述を加え、履歴書を添付することを記し、「記」の「目的」の記述を修正しました。

メールと添付ファイル
——基本的作法と配慮の原則

　本章では、メールの書き方、というより、書き方に問題のあるメールへの対応方法を考えたいと思います。

　実は、この話題を取り上げるにあたって、メールについての指導をしているかどうか、必要を感じるかどうか、看護学部の教員や医療施設の管理職をしている友人に訊いてみたのです。すると、異口同音に「ほとほと困っているのよ！若い人に何をどう言ったらよいのか……」とのことでした。

　電話と手紙の時代を経てメールを使い始めた世代とはそもそもの前提がまったく違う、生まれた時から携帯電話やメールが身近にあった人々の耳に入る助言をするのは、並大抵のことではないようです。

　ある学生が教員に送付する前のメール（期末エッセイの添付ファイル付き：文書A8-1）を読み、改善点を指摘してください。

＊文中の人名、科目名などはすべて架空のものです。

文書A8-1　原案

宛先	haruta@ ○○○ .ac.jp
CC	
件名	こんにちは

📎　英語Ⅰ期末エッセイ

英語Ⅰの「期末エッセイ」の課題を提出します。
確認してください。

改善点を記入
してください

お困りの方々からうかがった事例や私自身が受け取って目が点になった（古い？）メールの数々をつらつらと眺めてみたところ、一口に「問題メール」といっても、問題の所在によっていくつかのタイプがあるようです。大雑把にまとめると、まず、特別の配慮を要さないごく普通の発信なのに常套句（決まり文句）を含む基本的作法を知らないために不適切が生じているもの（タイプ1）。次に、謝罪や恐縮の意の表明など配慮が必要な発信において「丁寧に述べるべきだ」と意識してはいるもののそれを表現するための原則や手立てを正しく理解していないために礼を失しているもの（タイプ2）、さらに、表現というより物事に取り組む態度に社会性が不足しているもの（タイプ3）に分かれるようです。

　指導的立場にある人が問題メールを受け取った場合は何らかの支援をすべきでしょうが、その方法は、問題のタイプに合わせる必要がありそうです。以下では、問題のタイプ別に改善法を考え、それからリバイズ案を示します。

（1）タイプ1：通信の基本的作法にかかわる問題

　以下に示すようなメールを受け取った経験のある教員の方は多いのではないでしょうか。

> **原案**　「件名」と「ファイル名」に問題のあるメール
>
> 〈タイプ1-a：内容が予測できない「件名」が付けられている〉
> ・件名例①　　こんにちは
> ・件名例②　　夏山秋子です
> ・件名例③　　すみません
> ・件名例④　　（件名なし）
> 〈タイプ1-b：他の同類のファイルを上書きする（される）恐れがある「ファイル名」が付けられている〉
> ・ファイル名例①　　実習報告
> ・ファイル名例②　　英語課題エッセイ
> ・ファイル名例③　　中間発表資料

　教壇に立ったことのある方は皆、「ある、ある」と頷いてくださるでしょう。件名を見ても何のことかすぐにわからないメールが送られてくるとウンザリします。それ以上に教員がゲッソリするのは、受講者が自分のコンピュータに格納したファイル名のままで課題や発表資料などを提出してくることではないでしょうか。受講者全員が同じ課題を出すのだから個人が識別できるファイル名にしておかなければほかの人の提出した文書と紛れる恐れがあるとなぜ思い至らないのかといらいらしながら、フォルダに格納する前に提出者の名前を加えてファイル名を付け直す、この手間が何度も重なるといくら温厚な筆者でも

（？）かっとしてしまいます。

　こうした問題に対しては、「転ばぬ先の杖」をさっさと提供するのがよいと思います。考えてみますと、幼児期から家族が携帯電話でメールをやりとりするのを見て、少し大きくなってからはSNSを日常的に使用している人たちは、私的通信がメールの原型となっており、社会活動の一部として送るメールは私的メールとは違うという認識が乏しく、もちろん、作法も表現も知りません。知らないのなら知らせるしかないわけです。課題をメールに添付して提出するよう求めるとき、筆者は以下のような件名とファイル名の書き方の見本を示します。

> **見本**　メールにおける「件名」と「ファイル名」の書き方
>
> 〈件名見本（内容を予告する「件名」を付ける）〉
> ・英語Ⅰ期末エッセイ提出
> 〈ファイル名見本（内容の特定と個人識別が可能な「ファイル名」を付ける）〉
> ・英語Ⅰ期末エッセイ　看　夏山秋子

　こうしなければ、例えば「英語Ⅰ期末エッセイ」という同じ名前のファイルや、逆に学籍番号・所属・氏名などを連ねた長すぎる名前のファイルを、いくつも受け取ることになってしまいます。

　見本を示すとともに、「課題提出は社会的・公的行動であって、そうである以上、ある程度改まった表現を用い、受け取る方の手間を最小化する配慮が求められる」という原則を述べ、加えて、「件名は内容の予告に、ファイル名は個人識別可能なものにすべきだ」と伝えます。通信文の初めに送り先の名前、末尾に自分の名前を書くといった書式も提示したほうがよいでしょう。ついでに、「ほかの科目やほかの活動で大人にメールを送るときも同じですよ」と付け加えると、同僚たちのいらいらの減少に貢献できるかもしれません。

　また、以下に示すようなメールを受け取ること、ありませんか。

> **原案**　「通信文」に問題のあるメール
>
> 〈タイプ1-c：感じの悪い「通信文」（あるいは「通信文」が付いていない場合）〉
> ・通信文例①　（「通信文」なし。添付ファイルのみが送られている）
> ・通信文例②　英語Ⅰの「期末エッセイ」の課題を提出します。確認してください。
> ・通信文例③　前回のメールで言っていた件は、私と冬野春子が行きます。

　常套句を提示することも忘れてはならないことです。課題提出時に意外と多いのが通信文例①のように一行の文言もなくファイルだけポンと送ってくるケースです。もちろん、ヤな感じです。しかし、学生の場合、悪気があるとい

うより、何と書いていいかわからなくてこうなっていることが多いようです。

　通信文例②の「確認してください／確認お願いします」もよくあります。容認できる方もいらっしゃるでしょうが、筆者は、「何をどう確認せいっちゅうんじゃ」と、むっとします（心の狭い私、態度は大きいのですが）。これも、発信者はエラそうにするつもりはなく、「提出します」だけでは短すぎるように思うけれども付け加えるのに「確認」しか思い浮かばない、といったところのようです。

　通信文例③は、「○○活動への参加者を募集しているのですが、誰か行ってみませんか。参加するなら推薦します」という教員の呼びかけへの返信であり、「言っていた」のは学生ではなく教員なのです。やれやれ。こうした問題を回避するには、使い勝手のよい言葉を教えてしまうに如くはありません。

　これらに対しては、以下のように、通信文の中に使いやすい決まり文句を用いた修正例を示します。

> **修正例** 「通信文」の問題を改善したメール
>
> 〈手紙の決まり文句（下線部）を用いて修正した通信文〉
> ・通信文例①＋②の修正例
> 春田先生
> 「英語Ⅰ」の課題の期末エッセイを提出します。<u>よろしくご査収ください。</u>
> 冬山春男
>
> ・通信文例③の修正例
> 前回のメールで<u>お申し越しの件ですが、</u>冬野春子さんと私が行きたいと思います。<u>ご推薦くださいますようお願いいたします。</u>
> 冬山春男

（2）タイプ2：難しい働きかけを行うための配慮にかかわる問題

　相手の期待に添わない内容を通知したり、少々虫のよいお願いをしたり、「やらかしちゃった」ときに非を詫びたり、「下手すれば相手の機嫌を損じかねない行動」、言語学でFace Threatening Acts（面子を脅かす行動）と呼ばれる言語行動には、慎重な配慮が必要です。大人でも少々気が張りますから、経験の浅い人たちが拙い言葉遣いで墓穴を掘りがちなのは無理もないことかもしれません。

　ここからは、メールに関する3つの配慮の原則をご紹介しながら解説します。

1）配慮の原則：「領域尊重方略」を基調に「親密化方略」を適度に加える

　次ページに、学生が言いにくいことを伝えようとするメールの通信文例を示します。

| 原案 | 言いにくいことを伝えようとするメール |

〈タイプ 2-a：配慮が必要な発信において礼を失している通信文〉

・通信文例④

春田先生、今学期の「〇〇コース」の受講はやめさせていただきます。

秋山冬美

・通信文例⑤

春田先生、こんばんは。なんか、スライドの3枚目の説明のところで、なんて言えばいいかわからなくなっちゃったー。「短い」と「長い」で矛盾になっちゃう。助けてください。　泣

なつやまはるみ

通信文例④は選択科目に「お試し」で出てみたけれども続けないと知らせてきたものです。「させていただきます」と丁寧に言ったつもりなのでしょうが、「実家に帰らせていただきます」ではないけれども、絶縁を言い渡すような切り口上に聞こえます。一方、通信文例⑤には、「友達じゃないんだから！」と言いたくなります。しかし、まさかとお思いかもしれませんが、多分、発信者としては精一杯、先生に気を遣っているのです。

多くの言語において丁寧さを実現する方略には、「相手の領域を尊重する（そのため、近づかないで距離をとる）」という方略と「相手に好意を抱いていることを表す（そのため、相手への親しみ、近さを強調する）」という方略の2種類があることが知られています。日本語の公的発信や目上の人への発信では、通常、「領域尊重」を行いつつ控えめに「親密化」が図られるのですが、友人同士などの発信では圧倒的に「親密化」の丁寧方略が使われます。もっぱら私的通信を行ってきた若い人の中に「親密な感じをなるべく多く出すのが気遣い」と思い込んでいる人がいても、不思議ではありません。通信文例④は、丁寧度の高い敬語を選択して「領域尊重」をしたのはよいのですが、「親密化」への工夫が皆無、通信文例⑤は、使い慣れた「親密化方略」だけを使ってしまいました。つまり、④と⑤の問題はまったく異なるように見えますが、どちらも、「相手としかるべき距離を保ちつつほどよく親しみを示す」という日本語の公的発信の原則を理解していないために生じたものです。

こうした問題への支援としては、いくつか修正前後の文言を提示して感じをつかむように促したうえで、「敬語口調を基本として相手の気持ちを和らげる文言を盛り込む」という公的発信の方法を提示するのが効果的です。いわゆる「タメ口」や友達言葉が公的発信には使われないことは明確に伝えなければなりませんが、若い人なりの表現の可能性を全面的に封印するよりも、それを一部使う手立てを示してはどうかと思います。親しい先生などにどうしてもくだけた言葉で気持ちを伝えたいときは、例えば「『やばすぎじゃん！』と思いまし

た」のように、くだけた言葉に<u>丁寧体の動詞</u>を付加し引用として示す方法を提示するのです。

「領域尊重」を行いつつ、「親密化」を適度に加えた修正例を以下に示します。

> **修正例** 言いにくいことを伝えようとするメール
>
> 〈「領域尊重」を行いつつ、「親密化」を適度に加えて修正した通信文〉
>
> **・通信文例④の修正例**
>
> 春田先生
>
> 今学期の「〇〇コース」の受講は、残念ですが、やめさせていただきます。ほかの科目の課題と「〇〇コース」の課題の両方をちゃんとやるのは、難しそうなのです。「〇〇コース」は、できれば来学期に受講したいと思っています。
>
> 秋山冬美
>
> **・通信文例⑤の修正例**
>
> 春田先生
>
> お時間を取って申し訳ありませんが、発表スライドの作成に関してご相談させてください。添付したスライドの3枚目の説明で、「短い」と言いながら一方で「長い」と言っているところ、どうしたらいいのか、「わからなくなっちゃったー」と頭を抱えています。どちらの観察も含めたいのですが、やはり、どちらかを削ったほうがよいでしょうか。ご指導お願いします！
>
> 夏山春美

2）配慮の原則：「自分の選択・意思」より「状況の要請」として描く

以下をご覧ください。こちらは、小学校を訪問する外国人グループを2つの機関に属する職員が引率する予定になっていて、現地の事情に詳しい一方の職員が具体的な待ち合わせ方法を他方の機関の職員に通知したものです。

> **原案** 待ち合わせ方法を伝えようとするメール
>
> 〈タイプ2-b：少々押し付けがましい印象を与える通信文〉
>
> **・通信文例⑥**
>
> 20日の東西小学校への訪問ですが、こちらからは、私とほかに2名が同行します。南北駅で待ち合わせして、小学校へ行きたいと思います。駅から徒歩15分ぐらいですが、外国人たちは2、3倍の時間がかかることを考慮して、待ち合わせの時間を9時と決めたいと思います。よろしくお願いします。

用件は十分に伝わるのですが、二度の「～たいと思います」が少々押し付けがましい印象を与え、損をしています。相手とこちらの双方がかかわる「待ち

合わせ」については、「（こちらが）そちらをお待ちする」と謙譲語を使って表現し、時間については、こちらの意思ではなく状況の要請に応じた提案として述べると、高圧的ではなくなります。

> **修正例** 待ち合わせ方法を伝えようとするメール
>
> 〈謙譲語を用いつつ、待ち合わせ時間は状況の要請に応じた提案として述べるように修正（下線部）した通信文〉
>
> **・通信文例⑥の修正例**
>
> 20日の東西小学校への訪問ですが、こちらからは、私とほかに2名が同行します。南北駅で皆様をお待ちします。駅から小学校までは徒歩で約15分ですが、外国人たちは周りを見ながらゆっくり歩きますから、30〜40分かかると思われます。少し早めですが、南北駅に9時ではいかがでしょうか。よろしくお願いします。

3）配慮の原則：相手の行動や内面への言及を避ける

ここでは、学生が、依頼と謝罪をすべく送ろうとするメールの通信文例をお示しします。

> **原案** 頼みごと・謝罪をするメール
>
> 〈タイプ2-c：丁寧さが足りず、相手の領域尊重がなされていない通信文〉
>
> **・通信文例⑦**
>
> 春田先生、〇〇財団奨学金に応募したいと思っていまして、推薦書を書いていただきたいのですが、＊月＊日までに書けるでしょうか。すみませんが、書けるかどうか知らせてください。
>
> **・通信文例⑧**
>
> 春田先生、さっきのメールで気を悪くしたなら、すみません。

通信文例⑦のように、目上の人に「返事をして」と頼むのは難しいですよね。この例を学生たちに見せて「もっと丁寧な言い方にしてください」と言うと、ほとんどの人が「……書いていただけませんでしょうか。申し訳ありませんが、お書きになれるかどうかお知らせください」などと敬語のレベルを上げます。しかし、そのようにしても、何だか指図しているような印象を拭えません。通信文例⑧も、自分の非に気づいて謝罪したのはよかったものの、相手の気持ちについての想像をあからさまな言葉にするのは「領域侵害」となります。どちらの例でも、相手の行動や感情でなく自分の側のこととして同じ状況を描けば、印象が和らぎます。通信文例⑦には、「状況の要請として描く」という方略も援用します。

修正例 頼みごと・謝罪をするメール

〈丁寧さを加えて、相手の行動や感情でなく自分の側のこととして状況を述べるように修正（下線部）した通信文〉

・通信文例⑦の修正例

春田先生

〇〇財団奨学金に応募したいと思っていまして、春田先生に推薦書の執筆をお願いしたいのです。<u>応募締切に間に合うには＊月＊日までにいただく必要があるのですが、いかがでしょうか。誠に勝手ながら、お返事をお待ちしております。</u>

・通信文例⑧の修正例

春田先生

先刻のメールで<u>無躾なことを申し上げた</u>ようです。すみません。

（3）タイプ3：取り組み方に問題がある場合

ここからは、表現というよりも物事に取り組む態度に社会性が不足しているように感じられるメールの通信文例について考えてみましょう。

原案 頼みごとをするメール

〈タイプ3：態度の悪い人だと受け取られかねない通信文〉

・通信文例⑨

春田先生、すみません。指導日にアルバイトを入れていました。本日は14時から空いています。

秋川

・通信文例⑩

春田先生、一応クリティークを行ってみましたが、わからない点が多いです。できた範囲のものを送ります。確認お願いします。

冬木

ゼミを担当している教員の力を萎えさせてしまったメールです。自分の都合にしか気が回っていないこうしたメールには、こちらも要求の最低線をあっさり示したらよいのではないか、「本日はほかの予定があり、秋川さんとは会えません。秋川さんが可能な日時を3つ以上示してください」とか、「箇条書きでもよいから、何がどうわからないのか書いて送ってください」などと返事してもよいと筆者は思います。それで当面は何とかなります。しかし、こちらが本当に期待していることを伝えるには、ほかの手立てが必要です。とはいえ、態度の悪い人に態度が悪いと言っても、反発を招くだけでしょうし……。

表現ではなく物事への取り組み方に問題がある場合は、いっそ、あえて態度

ではなく表現の問題として扱ってみてはどうでしょう。「あなたに悪気がないことを私はわかっているけれども、一般的には、この表現では舌足らずで態度の悪い人だと受け取られかねないから、こんな場合はこんなふうに書いたら」といった助言なら、比較的耳に入りやすいかもしれません。細かい説明はしません。何度かこうした助言を繰り返すうちに、本当は表現技術の問題ではないことに本人が気づいてくれることを期待しましょう。

修正例 頼みごとをするメール

〈舌足らずな表現を改めて、読み手への配慮を加えて修正した通信文〉

・通信文例⑨の修正例

春田先生

誠に申し訳ありませんが、指導日を変えていただけませんでしょうか。

私は、本日14：00以降、水曜日の17：00以降、金曜日は9：00-10：30と17：00以降、昼休みならいつでも、空いています。

勝手を言って本当に申し訳ないのですが、アルバイトを入れていたことに気づき、すぐにシフト変更を頼んだのですが断られました。アルバイトを優先するのは間違っているのですが、経済的事情から辞めるわけにはいかないため、先生に変更をお願いしております。心からお詫びし、二度とこんなことをしないとお約束します。

秋川春子

・通信文例⑩の修正例

春田先生

文献のクリティークをしてみましたが、わからない点ばかりで困っています。今までに作ったレジュメと、わからないことを書き出したものをお送りします。お時間があればご一読くださり、少しでもご助言をいただけませんでしょうか。

ご指導いただければ、それに基づいてゼミで発表するまでにできるだけ改善します。よろしくお願いします。

冬木夏美

やれやれ、ではありますが、誰もが周りの大人に忍耐してもらいながら大人になっていくのでしょうから、順送りですね。

次ページに、冒頭でご紹介したメールのリバイズ例（文書A8-2）と改善点を紹介します。また、Part 3でメールの形式について解説しています。こちらもご参照ください。

文書 A8-2　リバイズ例

送信	宛先	haruta@ ○○○ .ac.jp
	CC	
	件名	英語Ⅰ期末エッセイ提出

📎　英語Ⅰ期末エッセイ　看　冬山春男

春田先生

看護学科の冬山です。
「英語Ⅰ」の課題の期末エッセイを添付して提出します。
よろしくご査収ください。

○○大学看護学部看護学科2年
冬山春男
＊＊＊＊＊＊＊＊＊＊＊＊＊
Mail：fuyuyama@ ○○○ .ac.jp
Tel：090- ○○○○ - ○○○○
＊＊＊＊＊＊＊＊＊＊＊＊＊

改善点

● 内容が予測できる件名に修正した。

● 個人の識別ができるファイル名に修正した。

● 送り先（先生の名前）を追加した。

● あいさつ文と所属・氏名などの情報を入れた（必要に応じて判断する）。
● 用件部分：添付ファイルの確認をお願いする場合の決まり文句を用いた。

● 末尾に署名（連絡先情報）を追加した。

敬語どうする？（その1）

コロナ禍真っ只中の2年前、私は人工股関節置換の手術を受けました。入院中のある朝、若い看護師さんが来てくださって、「いかがですか？昨晩はよく休まれましたか？」続いて、「便通は出られましたか？」……アッチャー!!「患者さんには敬語を使って丁寧に話すように」という指導が行き届いているのでしょうが、いくつもの種類と形がある敬語をきちんと使い分けることはなかなか難しいようです。

日本語の敬語には、「尊敬語」「謙譲語」「丁寧語」[*1]があります。「尊敬語」は自分より上として扱うべき人物の行動や状態を述べるのに使うもので、例えば「○○先生が新興感染症対策について新聞に解説記事を**お書きになりました**」「○○様は今、**診察を受けていらっしゃいます**」といった言い方です。尊敬語の形には、「お聞きになる」「お待ちになる」「お帰りになる」、「（ラ）レル」を使った「読まれる」「休まれる」「話される」、そのほかに、「いらっしゃる・おっしゃる」といった尊敬動詞もあります。大事なことは、これらが使われるのは目上の人がその文の主語になっている場合だけだということです。目上の人に関係があることでも、文の構造のうえで主語がその人ではなく「もの」や「こと」であれば、述語の形は普通でいいのです。「院長が回診をお始めになりました（あるいは「始められました」）の動詞が「始めました」であるとチョットチョット……と袖を引きたくなりますが、「院長の回診が始まりました」は、「回診」が主語ですからこのままでよく、尊敬の形を使う必要はありません。

医療者の方々は患者さんやその家族の動作には尊敬語を使うのを原則になさっていると思います。若い看護師さんにとって、私のような年上の患者に、もとい、すごーく年上でうるさそうな患者に話しかけるのは気の張ることなのでしょう。敬語の使い方を一度に全部覚えようとするとかえって混乱するでしょうから、まずは2点だけ、①主語が患者（など、目上扱いすべき人）のときだけ尊敬の形を使用する、②尊敬の形とは、「お○○になる」の形、「ラレル」の形、および「いらっしゃる・おっしゃる・なさる・めしあがる・ご存じだ」のような特別の形である（ただし、「いただく、いたす、申す、伺う」などは謙譲語で、患者の行為を述べる場合には使わない）、という2点を心に留めていただければと思います。

最後に、ちょいと「うらわざ」を。1つは、できるだけ主語を「もの」「こと」にすることです。例えば、患者さんにリハビリをちゃんとやれたかどうか尋ねたいけれども、敬語の形はどうなるのか、「やれましたか」じゃダメだし、「おやりになれましたか」も何だか……と思い悩んだら、「**きょうのリハビリは、順調でしたか／問題なく進みましたか？**」など、「きょうのリハビリ」という「こと」を主語にすれば動詞は基本形のままでいいのです。手術した脚がまだ痛いかどうか尋ねるのなら、「**おみあし**[*2]**の痛みは、まだ強いですか？**」主語は「痛み」ですから、「お強い」などとするとかえって変です。もう1つは、文を最後まで言わない「言いさし」という話し方を利用することです。「何か問題はありませんか？昨晩の睡眠はいかがでしたか。**便通は？**」

---

*1
厳密には「尊敬語」「謙譲語I」「謙譲語II」「丁寧語」「美化語」に分けられています。
*2
「あし」を丁寧に言うには、「お」と「み」を重ねる。類例：おみくじ、おみおつけ

広報文のリバイズ

看護実践の省察記録
——核心部分の表現を練り上げて

本章では、「私の心に残った患者さん」というタイトルの、一般の人々の目にも触れる広報誌の文章をリバイズします。

看護師ならではの体験を伝える文章は、一般の人々にとって大きな意味をもつと思います。

医療の可能性と超えられない限界、人間の生と死の姿など、重要な問題に目を向けるよう促してくれるからです。重要な発信だからこそ、タイトル、全体の構成、情報の質と量、表現など、すべての点を厳しい目で吟味してください。

文書B1-1　原案

改善点を記入
してください

私の心に残った患者さん
——超高齢患者さんとのかかわりの中で

看護師　○○○○

　Aさんは90歳代の男性で、同年代の妻と二人暮らしでした。元警察官のAさんは寡黙で余計なことは口にせず、妻や娘たちがいろいろと言っている横でじっと聞いているタイプの患者さんでした。透析日にヘルパーさんと一緒に来院すると、私に笑いながら「久しぶりだな〜。寂しかったよ」「今日の針刺し、痛くないよう、よろしくね」などと言って握手をするのが日課でした。Aさんはうなぎや揚げもの、梅干しや甘いものが大好きで、よく食べよく体重を増やす患者さんでした。スタッフで話し合い、「好きなものを食べてしっかり透析をする。無理な除水はしないで元気に自宅へ帰ってもらうようにする」という方針で数年間支えました。

　Aさんは、シャントのトラブルもあり穿刺が困難でした。痛いのが嫌いなAさんは、毎回の穿刺が無事に終わることを望んでいました。しかしあるとき、シャントが使えなくなり、ほかの方法を考えなくてはならなくなりました。医師と本人と家族で話し合い、痛みの少ないカテーテルを選択し、その挿入のために入院となりました。挿入前日、穿刺をしながらAさんに「今日で痛いのは終わりだね。次からは楽に透析が始まるよ」と声をかけると、とても喜んでいました。これがAさんとまともに話した最後の会話となりました。

　カテーテル挿入後から、Aさんは夜間に不穏になり認知症も悪化し、会話が困難となりました。カテーテル刺入部から皮下出血が起こり、不穏はその痛みによるものと考えられました。透析室のスタッフの名前も忘れ、毎日病室に行っても、私の顔がわからなくなりました。大好きなうなぎも梅干しもまったく食べなくなりました。数日の予定だった入院が数カ月となり、肺炎も併発し、意識レベルも下がっていきました。次第に透析もできなくなり、娘たちの希望で自宅へ帰ることになりました。数日後、Aさんは家族に見守られながら旅立ちました。

　Aさん、数年経った今でも私は「次からは楽に透析が始まるよ」と言った言葉を悔いています。違う言葉をかければよかったと後悔しています。今もたびたび思い出し、涙が出ます。この一件で、私は超高齢患者さんをどのように支えていくか、どうしたら一番よいのかをより考えるようになりました。これからも高齢患者さんが元気に自宅で生活できるように、常に考えていける看護師でありたいと思います。

　いかがでしょうか。書き手の悲しみと覚悟が心にしみます。いくら力を尽くしても後悔が残ることもある看護という仕事、人が人を相手にする仕事だからこその厳しさです。

　書き手の気持ちにすっと共感できることからわかるように、この文章の構成には無理がありません。最初の段落でＡさんの人柄と治療の概要が、次の段落で新たな局面を迎えたことが、3番目の段落で亡くなるまでの経緯が、発話の直接引用をほどよく交えながら述べられます。一転して次の段落は「Ａさん」という呼びかけで始まり、書き手の気持ちが述べられます。ここまでの経緯が感情を抑えた語り口で十分に説明されているため、「後悔しています」という告白が読み手の腑に落ち、心にしみます。

　続いて同じ段落で、この出来事を経験した後の書き手の決意が述べられますが、ここは、構成上唯一、残念なところです。この一件は書き手に看護という仕事の宿命的な一面を認識させました。経験そのものは他者と共有できませんが、そこから書き手がつかみ取った理解は、他の医療職者はもとより医療職でない者にも分かち合う価値のあるものです。この文章の核心ですから、Ａさんへの気持ちを述べる部分とは区別し、段落を改めて述べるべきだと思います。

　改善の方向は2つあるでしょう。1つは、上でも述べましたが、Ａさんの事例を通して得た、看護は人の寿命という不可知と直面する仕事なのだ、人を相手にするとはそういうことなのだ、という洞察を、明確に記述することです。原案の最後の、「この一件で、私は超高齢患者さんを…（中略）…常に考えていける看護師でありたいと思います」というくだりは、失礼ながらあまりに月並みで、「悔いています」「後悔しています」にもらい泣きしそうになった筆者は、ちょっとガクッときました。神ならぬ身の至らなさを思い知り、悔やむ気持ちを抱えながら、しかし、留まることなく答えが簡単に見えてこない課題に立ち向かっていく、看護という仕事。その、半端でない難しさとそれを引き受けていく気高い覚悟を伝える言葉を、全身で絞り出してほしい！　同じ理由で、「超高齢患者さんとのかかわりの中で」という漠然とした副題も、この文章の「キモ」に直結する文言にしたほうがよいと思います。心が血を流す体験から得た貴重な洞察を月並みな文言でまとめるのは、9合目まで達したのに頂上に行かないのと同じです。もったいない！

　改善のもう1つの方向は、非医療者には理解しにくいかもしれない箇所を一般的な表現にすることです。例えば、筆者は「穿刺」は字面から意味を想像できますし「カテーテル」もわかりますが、「シャントのトラブル」が何なのか推測できません。看護記録としてなら重要なのでしょうが、これに触れなくても主旨は伝わりますから、省いてもよいかもしれません。「シャント」に言及す

るなら、医療用語であることを示し、紙幅が許せば簡単な説明もあったほうがいいでしょう。「不穏」も、「　」を付けて専門用語だと示したほうがよいでしょう。語彙の問題ではなく、非医療者には必ずしも自明でない「出来事のもつ意味」を補足したほうがよいと思われたのは、「Aさんはうなぎや揚げもの…（中略）…よく体重を増やす患者さんでした」という部分です。望ましくないことなのだろうと推測はできますが、そう明示したほうが親切です。

　さらに、「余計なことは口にせず」は、今どきの言葉でいえば「上から目線」と感じられます。「余計なことを言わない人だ」というのはほめているのだから問題ないと思う方もあるかもしれませんが、誰かの発言が余計かどうかを当事者以外の者が云々することに、筆者は、違和感を覚えます。書き手の真意はAさんの鷹揚さを示すことにあるわけですから、その意図が率直に伝わるようにしたいと思います。

　以上のような点を考慮しつつリバイズしたものを、次ページに示します（文書B1-2）。

（2）核心部分の表現を練り上げる

　意図していた変更に加えて、リバイズの途中で気づいて変更した点もあります。1つは、「久しぶりだな〜」などの発言を引用する意図、つまり、「不愛想な人ではない」と言おうとしていることを明示しました。もう1つは、Aさんへの丁寧度を調整しました。敬語は実務報告や研究論文には用いませんが、広報文にはある程度必要でしょう。そこで、Aさんへの看護方針を述べる部分やAさんに話しかける部分では丁寧度を上げました。一例を挙げると、「今日で痛いのは終わりだね。次からは楽に透析が始まるよ」を「痛いのは今日で終わり。…（中略）…始まりますよ」と変えました。

　「です・ます」を使わない話し方への感じ方は地域によっても人によってもかなり違います。「なれなれしい」と不快に思う人もあれば、「親しさや温かみを感じる」と歓迎する人もあるでしょう。広報記事は多数に受け入れられることが肝心ですから、「体言止めと丁寧体を使用する」という無難な選択をしました。

　さらに、書き手の気持ちを、「Aさん」という呼びかけを活かしてご本人に語りかける形で表し、分量も増やしました。ここで十分に感情を表出したほうが、書き手が後悔と悲しみを通して確認した、看護とは不可知と向かい合っていく仕事なのだという洞察に重みが加わると考えたからです。

　看護という職に携わる人々がどれほどの職業的専門性と人間としての誠意をもって仕事を遂行しているか、人と向かい合うとはどのようなことなのか、人の生とはどのようなものなのか、看護職ならではの観察を、もっともっと発信していただきたいと思います。

文書B1-2　リバイズ例

私の心に残った患者さん
——「だまされた、って、お思いになりましたよね……」

看護師　○○○○

　Aさんは90歳代の男性で、同年代の妻と二人暮らしでした。元警察官だけあって口数は少なく、自分のことを妻や娘たちがあれこれ言っていても何も言わずに聞いています。しかし、決して愛想の悪い人ではなく、透析日にヘルパーさんと来院すると、「久しぶりだな〜。寂しかったよ」「今日の針刺し、痛くないように、よろしく！」などと、にこやかに握手してくれます。透析治療の点からみると、うなぎや揚げもの、梅干しや甘いものなどが大好きで、よく食べよく体重を増やしてくる「ちょっと困った患者さん」なのですが、ご高齢であることから、楽しく生活ができるよう支えることを大原則としました。「好きなものを食べていただいて、しっかり透析する。しかし、無理な除水はしないで、元気にご自宅に帰っていただく」というのがスタッフの方針でした。

　数年が経過したころ問題が起こりました。それまでも「痛い！」とAさんには不評だった血管への穿刺が続けられなくなり、別の方法に切り替えることになったのです。医師と本人と家族で話し合って、痛いのが何より嫌いなAさんにはカテーテルがよいだろうと決まり、その挿入のために入院してもらうことになりました。挿入の前日、最後の穿刺をしながら私はAさんに、「痛いのは今日で終わり。次からは透析も楽に始まりますよ」と声をかけました。Aさんはうれしそうでした。しかし、これが、Aさんと交わした最後の会話となりました。

　カテーテル挿入後、Aさんは夜間に「不穏」になり、認知症も悪化して会話もできなくなりました。カテーテル刺入部から皮下出血が起こり、痛むことが原因と考えられました。透析室のスタッフの名前も忘れ、毎日病室を訪ねる私の顔もわからなくなり、あれほど好きだったうなぎも梅干しも口にしなくなりました。数日の予定だった入院が数カ月となり、肺炎も併発し、意識レベルも下がっていき、次第に透析もできなくなりました。ご家族が自宅に連れて帰りたいと希望し、退院の数日後、Aさんはご家族に見守られながら旅立ちました。

　Aさん、「次からは透析も楽に」なんて言って、ごめんなさい。数年経った今も、思い出すと涙が滲んできます。励まそうと思ったのですが、結果的には楽観的すぎることを言って虚しい期待を抱かせてしまいました。「だまされた」ってお思いになったでしょうね。許してください。「針刺し、痛くないように、よろしく！」というお声を、もう一度、聞きたい……。

　あのとき何とお声をかければよかったのでしょう。はっきり答えることは今もできません。何をすればよいのか、何を言えばよいのか、迷いながら、よりよい方法を求めて常に知恵を絞り続けていく……それが、一人ひとり違う生と向き合う看護という仕事なのでしょう。Aさんは、このことを思い出させてくれる、忘れられない患者さんです。

●書き手の切実な心の声をサブタイトルとした。

●批判を含まない中立的表現にした。

●非医療者にも伝わりやすいよう説明を加えた。

●患者の行動は尊敬語で示した。

●非医療者にも伝わる一般的な表現にした。

●患者に対して発した言葉の丁寧度を上げた。

●書き手の感情を表出した。

●段落を改めて、この体験によって深まった看護師の使命についての内省を明文化した。

在宅看取り支援の省察記録
——印象づけたい部分を活かす構成に

　本章でリバイズするのは、一人娘が高齢の母を自宅で看取るのを支えた訪問看護師の体験を伝える文章です。ある広報誌に載ったそうですが、もっと広く読まれるべき文章だと思いました。多くの人が無意識にとらわれてきた「病院で最大限の手当てをして見送るのが最良だ」という思い込みを見直し、親や自分の最期のあり方を考えるきっかけを与えてくれます。

　書き手の考えがしっかり伝わる文章になるように、改善点を考えてみましょう。

*文中の人名は仮名です。

文書 B2-1　原案

改善点を記入してください

ときどき病院やっぱり家

訪問看護師　山川洋子

　私は訪問看護にかかわる以前は 10 年間専業主婦で子育てに専念していました。まるで陽だまりの中にいるような暖かい柔らかい日々をゆったりと過ごしていました。その時期は、私にはとても心地よく、いつかはどんな状態の方でも家で過ごすことができるサポートをする看護にかかわりたいと思っていました。10 年間のブランクという不安に対し自ら「医療の進歩はあっても人間の身体は変わらない」と暗示をかけ、訪問看護の世界に飛び込み 18 年の月日が経ちました。

　一昨年のある日「山川さん！　このままでは母が母でなくなっちゃう！　助けて……」突然の悲痛な電話の叫びは、1 カ月前に誤嚥性肺炎で入院した 103 歳の A さんの娘さんからでした。肺炎症状が落ち着いたが、尿閉となり尿管カテーテルが挿入され、違和感から本人が引っ張るので、手の自由の制限を強いられていました。年齢から誤嚥を繰り返す可能性があると栄養は点滴となり「母から表情が消えた、母が母でなくなっていく……ケアマネさんに相談しても病院側が難しいと言っているからと……」と涙声に変わり「家に連れて帰りたい……。今すぐ退院させたいの」と懇願になりました。A さんは脳梗塞で麻痺は見られませんでしたが失語症となり高次脳機能障害も見られ、時折強い癇癪を起こし「ワ〜ワ〜」叫び介護者を思い切り叩くこともありました。初めての訪問時、無愛想に睨みつける A さんには「何しに来たの」と全身で拒否している様子がうかがえました。時間をかけ、背中を包み込むようにマッサージすると表情が徐々に穏やかになりました。3 回目の訪問時は、満面の笑みで両手を広げ胸に迎え入れ私の頭を撫で「待っていた」ことを表現してくれました。看護としては、内服の調整を主治医と連携のうえで行い感情の起伏の幅を小さくしました。そして、娘さんが仕事を継続できるために、デイサービスの導入を提案し生活スタイルの見直しを行いました。そんなときの入院で一気に ADL が低下、100歳を超える年齢から、病院はリスクを重視し動かさず危険性のあることはすべて回避していました。その結果 A さんから気力も奪い取りました。娘さんの「家に帰したい」との強い思いを確認し、何が起こってもすべて娘さんが決めた覚悟に寄り添いました。私には、A さんと娘さんのこれまでの人を大切にする生き方から、周りの方の力（ご近所や知り合い）で在宅が可能であることを確信できていました。そこで、在宅医を調整し、ケアマネジャーと病院側に娘さんの思いと在宅の体制をアプローチし退院調整を進めました。入院中の A さんは、真っ白なベッドがそう見せるのか、長い間寝たきりの雰囲気を醸し出すほど変わられていました。ところが、退院したその日に訪問すると A さんの顔はクレパスで塗り直したのかと思えるほど一気に明るくなっていました。表情もクルクル変わりほとん

と以前のＡさんでした。病院では一歩も歩かなかった、いや、歩かせなかったのが、3日後にはトイレまで手引き歩行が可能になりました。娘さんと私は「在宅の力」「恐るべき103歳」「娘さんの執念」「看護の力」とお互いを誉め合い「退院してよかった」と泣き笑いしながら喜びました。Ａさんは1カ月ほどでデイサービスも再開し、デイのお迎えを待っている時間が嫌で玄関からヨタヨタダッシュでリビングに戻るなど笑い話を提供してくれるほどに回復しました。半年ほどは元気に過ごされましたが、ある日定期訪問すると心房細動になっており、治療をするなら今すぐ入院する必要があること、それとも自宅でできるだけのことを往診医と相談しながら行うかを娘さんに説明すると「家で」との答えでした。在宅で点滴・酸素の治療を行いましたが、徐々に体力は失われ、残された時間があまりないことを娘さんも理解されました。「最期まで耳は聞こえますよ」の説明に対し、いろいろな思い出をＡさんの前でアルバムを広げながら話してくださいました。また、ご近所の方や知り合いの方が、交代で介護を手伝い娘さんの食事等を準備していました。Ａさんは、娘さんは一人ではないと確認し安心できたでしょう。Ａさんは元気なころ、知り合いの方々に「私がいなくなって、娘が一人になったときはよろしくお願いします」とお話ししていたそうです。いよいよ最期のときが近づいてきたとき、娘さんは可能であれば出向きたい仕事がありました。Ａさんはそれを感じ取ったのか、その日は朝から小康状態で昨日より落ち着いていました。私の「夕方までは大丈夫、仕事に行ってきて」の言葉に娘さんは綺麗にお化粧し着物を着て仕事に向かいました。その姿は、Ａさんが長い間支え続けたＡさんの大好きな自慢の娘さんの姿です。娘さんを瞬きせずに見つめるＡさんから「綺麗だよ。よく頑張ったね。これからもしっかり生きるんだよ。今までありがとう」と声にならない言葉が伝わってきました。その夜中、ご近所の方が帰られて娘さんとお二人になってから、静かに笑うようにお亡くなりになりました。夜中の2時過ぎにうかがうと生前Ａさんと娘さんが築き上げた人の絆で10人ほどの方がすでにお集まりでした。後日改めてお焼香にうかがうと娘さんは「あのとき、やっぱり家に連れて帰って本当によかった」と介護をやり終えた思いがおありで、お仕事に忙しくされていました。

　わが家も先年義母を看取りました。最期の1年間は4回の入退院を繰り返しましたが、退院のたびに「やっぱり家はいいわ」とやさしい表情をしておりました。年末に体調を崩した折に「家がいいな」と意思表示した母のその思いに寄り添い、家族全員でかかわりました。夫の「生ききったな……。介護をやり終えたよ。本当にありがとう」との言葉に、私自身が救われました。これからも、本人の思い・家族の思いに寄り添い、また残された家族が介護に達成感をもち、しっかりと前を向いて生きていけるかかわりができる訪問看護の仕事を大切にしていきます。そして訪問看護だからできることを社会に発信し続け、充実した在宅医療チームに貢献していきます。

　いいですねえ、娘も母も、看護師も……。この文章は、在宅看取りの例を単なる「いい話」としてしまわずに、それが可能な条件、専門的および専門外の支援の必要性、的確な判断を行う看護師の姿を伝えていて、心を打たれます……と感激して終わりにしたいところですが、やはりそれでは終われません。

（1）冗長な記述を整理する

　まず、冗長な記述が多いのを、整理しましょう。1つの方向としては、本書の中でたびたび「事実だけでなくその意義づけを述べよ！」と強調しているのと矛盾するようですが、説明的文言を最小限に切り詰めましょう。論理的理解というよりも感情的共感を得たいこうした文章では、主観的な形容句を少なくして事実を淡々と描写したほうが効果的です。例えば、「悲痛な電話の叫び」「無愛想に睨みつける」というところ、「悲痛な」がなくても内容から声の調子は想像できますし、「睨みつける」とあれば「無愛想」は不要でしょう。「尿閉とな

り尿管カテーテルが挿入され、違和感から本人が引っ張る」も、「違和感から」と説明するまでもないでしょう。ほかにも、類例がたくさんあります。

　すっきりさせるもう１つの方向は、「　」に入れて生の言葉として示すのをここぞという箇所だけに限り、そのほかはなるべく簡素に事実の展開を描写することです。この文章には、娘の言葉、看護師が心で聞き取った母の言葉、看護師が的確な指示をする言葉など、心に迫る言葉が多くて軽重を決めにくいのですが、あそこでもここでも思い入れたっぷりになると読み手が食傷気味になるため、思いきって制限します。

（２）展開を工夫して、印象づけたい部分をきわだたせる

　何といっても大切なのは、全体の構成です。真ん中の長すぎる段落は、いくつかに分けたほうが事態の展開が把握しやすいでしょう。冒頭にある書き手自身についての記述は、看取りのエピソードのインパクトをそいでいるように思われます。母娘の物語を読者の心に印象づけるには、冒頭はどのようにすべきでしょうか。私が最もドラマチックと思ったのは、「山川さん！　…（中略）…助けて……」の電話です。見送るまでの過程の始まりを画すだけでなく、家族が訪問看護師に深い信頼を抱いていたことを端的に示しているからです。これは、冒頭にピッタリではないでしょうか。書き手についての記述は最後の同種の記述とまとめればよいと思います。

　「助けて」で始めるとして、一連の出来事の経緯を考えてみると、この電話のかかってくる前の出来事と電話以降の出来事とがあり、この時間の流れに関して読み手を混乱させないようにする必要があります。次ページで示すリバイズ例（文書B2-2）では、読み手に冒頭の電話から時が遡っていることを理解してもらう必要のある「入院前の状況」と「入院中の経緯と退院に至るまで」を述べる段落において、説明をまとめるときによく使われる「〜のです」という文末表現を段落の終わりに使用しました。「ここで情報を一区切りしてください」というサインです。その後の段落では、読み手と書き手の時間意識は一致しますから、「退院してから」「看取りの始まり」「旅立ち」と区分けし、「〜ました」という過去形を用いて時間順に述べました。

　直接引用を減らすと先ほど言ったのですが、退院後のめざましい回復ぶりをＢさんが報告し、山川さんと喜び合うところは、生き生きしたセリフのようにしました。ぐったりしていたお年寄りが、元気を取り戻すとせっかちになったりわがままを言い始めたりして、周りは「困ったもんだ」と、うれし涙を愚痴でごまかす……覚えのある方も多いのではないでしょうか。天の恵みのようなひとときです。ここは盛り上げたい！　また、書き手が心で聞き取った言葉はほかの箇所では整理しましたが、最後に着物姿の娘を見つめる母の声にならない言葉は残しました。逆に言うと、これを残すためにほかを整理したのです。

文書 B2-2　リバイズ例

在宅で母を見送った娘さん

訪問看護師　山川洋子

「もしもし、山川さん？　母が母でなくなっちゃう！　助けて……」。Aさん（103歳）の一人娘のBさんでした。Aさんは私が訪問看護を担当し、1カ月前に誤嚥性肺炎で入院した方です。「母から表情が消えてしまって……ケアマネさんに相談しても、病院が自宅対応は難しいと言うからこのままって……」とBさんは涙声。「でも、連れて帰る！　助けて！」

Aさんは数年前に脳梗塞で失語症となり、高次脳機能障害も見られました。最初の訪問では私を睨みつけ、つかみかからんばかりでしたが、マッサージする私の手を受け入れ、3回目からは満面の笑みで迎えてくれるようになりました。主治医と相談して感情の起伏が収まるよう内服薬を調整し、デイサービス利用を導入してBさんが仕事を続けられるようにし、生活が軌道に乗ってきたころ、誤嚥から肺炎を起こして入院することになったのです。

肺炎は落ち着いたものの、尿管カテーテルを外そうとするため手の自由を制限され、栄養も点滴補給となりました。リスク回避優先で何もかも禁止、これがAさんの力を奪いました。Bさんの意思を確かめ、私は退院に向けて全力を尽くす決心をしました。お二人の人柄や暮らしぶりから、周りの助けを得て家で介護できると確信していたのです。

ようやく退院に漕ぎつけ自宅に戻ると、すっかり面変わりしていたAさんは、その日のうちに見違えるほど豊かな表情が戻り、病院では一歩も歩いていなかったのに3日後にはトイレまで手引き歩行ができました。1カ月後にはデイサービス利用も再開し、「玄関に出て迎えが来ていないと、待てなくて『ヨタヨタダッシュ』で戻ってくるのよ」と、Bさんが笑って伝えてくれるまでになりました。Bさんと私は、「在宅の力！」「恐るべき103歳！」「娘さんの執念の賜物よ！」「いえいえ、看護の力よ！」とはしゃぎました。

その後、半年ほどは穏やかに過ぎました。ある日、定期訪問すると心房細動が起きていました。治療するなら直ちに入院ですが、自宅で最善を尽くすという選択もあります。家で世話をというBさんの意を受けて、点滴と酸素供給が開始されました。徐々に体力は失われ、残り時間が少ないことは明らかでした。最後まで耳は聞こえると伝えると、Bさんは、母の傍でアルバムを広げ、私を相手にあれこれの思い出を語りました。近所の人や知人が交代で介護や食事の準備を手伝ってくれました。

いよいよ最期も近いと思われるある日、Bさんには仕事の予定がありました。その日のAさんは小康状態でしばらく大丈夫と思われたため、行ってくるようすすめると、Bさんは綺麗にお化粧し着物姿になりました。Aさんはその姿を瞬きもせずに見つめました。母が自慢に思い、ずっと支えてきた娘でした……「綺麗だよ。しっかり生きていってね。今までありがとう」と語る声が聞こえたように思いました。その夜、Bさんと二人になってから、Aさんは静かに旅立ちました。連絡を受けて私が夜中の2時過ぎに訪れるとすでに近所の方などが10人ほど集まっていて、母娘のお人柄が偲ばれました。後日、「あのとき家に連れて帰って、本当によかった」と語るBさんの声には、介護をやり遂げた満足が表れていました。今は仕事に忙しい日々をお過ごしのようです。

訪問看護に携わる前の10年間、私は育児と主婦業に専念していました。いつか再び看護師として働こうと思っていましたが、復帰前は不安で、「医療が進歩しても人の身体は変わらない！」と自分を励ましつつ、訪問看護の世界に飛び込んだのでした。以来18年、この間に私も義母を見送りました。最後の年、義母は入退院を繰り返し、退院のたびに「やっぱり家はいい……」とやさしい目をしました。在宅で見送ったとき、夫が「母さん、生ききったな。俺たち、介護をやり終えたよ。ありがとう」と言ってくれました。本人と家族の意思を尊重し、見送った家族が安らいだ心で生きていけるよう手助けをする訪問看護というこの仕事、今後も心を込めて携わり、訪問看護に何ができるかを人々に伝え続けたいと思います。

- 内容を端的に表す題目にした。

- 「見送るまでの過程の始まり」をドラマチックに示す電話の場面を冒頭に置いた。

- 冒頭の電話から時が遡った時点での状況を伝える段落では、「〜のです」という文末表現で区切り、電話時との関係が把握されやすいようにした。

- 退院後のめざましい回復ぶりを喜び合うところは、直接引用を用いて生き生きと表現した。

- 「着物姿を見つめる母の思い」は、印象づけるために直接引用とした。
- Aさんとご近所とのエピソードは割愛し、良好な関係にあったことは「母娘のお人柄が偲ばれ」という記述に反映させた。

- 原案では冒頭にあった書き手についての記述を最後の記述とまとめた。

　上記のような変更の結果、2400字以上だった原案が1600字程度になりました。このぐらいの長さのほうが、多くの人に負担にならずに読んでもらえるのではないかと思います。

院内の啓発活動を伝える記事
——段落の工夫で、より伝わりやすく

本章でリバイズするのは、ある病院の広報活動の一環としてウェブサイトと院内の諸所に掲示するために書かれた、その病院で定期的に催されている国際理解活動の1つを伝える記事の文章です。皆さんは、記事が掲示される前に「案を書きました。ご指導ください」と後輩に頼まれた先輩のつもりになって、どう助言するか考えながら読み、改善点を検討してください。

＊段落頭にある a 〜 i は検討の利便のために付けたものです。本来はありません。

文書 B3-1　原案　　　　　　　　　　＊文中の〇〇はある開発途上国の国名です。

| 改善点を記入 |
| してください |

a． 本年度第2回目の「Y病院国際委員会主催講演会」を＊月＊日に開催いたしました。講師は JICA 〇〇事務所次長の X 氏です。X 氏は保健学の専門家であり、＊＊年より JICA 医療協力部、WHO 西太平洋地域事務局、＊＊年より〇〇に勤務されており、国際的に活動をされています。

b． 講演では、〇〇の環境、文化、宗教、経済の話に始まり、医療保健問題を中心に述べられました。

c． 都市部では近代化が進んでいるものの、地方ではインフラが整っていない現状です。しかし、その中でもさまざまな取り組みがされており、1カ月に1回専門家が民家に出張し、妊婦健診を行っていることや、緊急時に患者を運ぶ自転車が村に設置されているなどを紹介されました。

d． また、有資格の医療者が不足しており、看護師数は医師数より少ないこと、自宅分娩が主で、出産介助の 90％は無資格者が行っていること、妊産婦死亡率や乳幼児死亡率も高いことなども挙げられました。

e． 〇〇では女性が家や村から出ることを男性が許さない習慣があります。そのことで、治療を受けられず死亡する女性もおり、医療問題の背景にはその国のジェンダー問題があることも説明されました。

f． 日本では想像できないほどの衛生状況、宗教や文化的背景の違いなどがあり、保健医療問題はそれだけで成立しているのではなく、環境、文化、宗教、経済などすべての因子を考えなければ解決は難しいことも、〇〇の例を聞きながら痛感しました。

g． 最後にスタッフに対し、国際協力の現場で将来、医療専門家として働くことを考えてほしいというメッセージが告げられました。

h． 立ち見が出るほどの盛況で、皆、真剣に聞き入っていました。また質問も多くあり、60 分では足りないほどでした。

i． 実際に海外で活動している日本の看護師や医師、保健医療関係者の方々のお話をじかに聞くことで、国際活動は特別なことではなく、将来の1つの選択肢として身近なものに感じられたのではないかと思います。

記事は誰でも読めるわけですが、どんな人が読み手となりそうか思い描いたほうが文章の作成も修正もしやすくなります。考えてみましょう。院内の掲示を読んでくれるのは、病院の職員、患者さんや家族や見舞客などでしょうか。ウェブサイトは、その病院を受診しようかと考えている人、それに、就職先や転職先を探していてこの病院はどうかと思っている学生や現職者も読むかもしれませんね。その病院が寄付や補助金などを受けているのであれば、その提供者が読むことは確実だと思います。

表現や内容の適否の判断の基準は、「目的と受け手（読み手）」、つまり、「誰にどのように思ってもらいたいのか」でしたね。

それを基本として、下のような点を検討してください。

①全体の流れが適切か：内容の配置、まとまり、切れ目が適切か。

②段落は、段落らしい内容と形をもっているか：ひとまとまりの内容が含まれていて、要約部（看板文）とそれを支える詳細の記述があるか。

③各文の構造が整っているか：述語の構造に合った主語・目的語等がはっきりしていて、前後の一貫性が保たれているか。

この記事を一読して筆者は、「この病院は多忙な業務の傍らでこんな講演会を行っているんだ……国際医療協力の裏にはこうした土台があるのか」と感銘を受けました。外部の一般人にこうした感銘を与えるのですから、この記事は立派に役目を果たしていると言えましょう。広報の最大の役目は病院や職員に対する人々の理解と評価を高めることです。紹介されている内容は興味深いものですし、盛況だったという事実は病院の国際貢献への積極性と職員の意識の高さを感じさせます。構成も、まず講演会の概要が述べられ、次に講師が話した内容が紹介され、催しの意義を示す記述で締めくくられるという、無理のない展開です。

（1）段落のつくり方を改善する

しかし、改善の余地もあります。1つは、段落のつくり方です。aとbはどちらも概要を伝える部分で、一段落にまとめられそうです。bの一文には、「始まり」と「述べられました」と2つ述語があり、その主語は明示されていませんが、後者は尊敬語形式で「Ｘ氏」が主語であると理解されますから、前段のＸ氏に関する記述に続けたほうがすっきりするでしょう。同様に、結末のｈとｉも「講演会の意義／評価」としてまとめられます。

中間の5つの段落（ｃ～ｇ）は、ｆ以外はすべて末尾に「紹介されました／挙げられました／説明されました／告げられました」と「伝達を示す動詞」で締めくくられ、講演内容が紹介されています。ところがｆだけは、内容はＸ氏の話の一部であるように思われるのに、「痛感しました」と書き手の感想として示されています。自らの解釈を示したい書き手の気持ちもわかりますが、1

文書 B3-2　リバイズ例

　　JICA ○○事務所次長の X 氏を講師に迎え、本年度 2 回目の Y 病院国際委員会主催講演を＊月＊日に開催しました。X 氏は保健学の専門家で、＊＊年より JICA 医療協力部所属となり、WHO 西太平洋地域事務局を経て＊＊年に○○赴任という経歴をおもちです。講演では、○○の医療保健の諸問題とそれらへの取り組みを環境・文化・宗教・経済などの社会背景と関連づけて語ってくださり、職員にとって国際医療活動の実情を知るまたとない機会となりました。

　　X 氏によると、○○の数々の問題の根幹にあるのは地方のインフラ整備の遅れです。地方の医療事情を少しでも改善すべく、毎月一度専門家が民家に出張して妊婦健診を行う、緊急時に患者を運ぶ自転車を各村に設置するといった対策が取られてはいるものの、近代化の進んだ都市部との格差は非常に大きいとのことです。

　　また、医療スタッフの不足という問題もあります。有資格の医療者が絶対的に不足しており、中でも看護師数は医師数より少なく、出産は当然ながら多くが自宅分娩で介助の 90％は無資格者が行っているため、妊産婦死亡率も乳幼児死亡率も高くなっています。

　　さらに、ジェンダー問題も医療事情に影響しています。イスラム教徒が大多数を占める○○には女性が家や村から出ることを許さない習慣があり、そのため、女性が治療を受けられず命を落とすことさえあります。

　　このように X 氏は、保健医療の問題には社会のインフラや宗教や文化的背景が複合的に関連しており、その解決には環境・文化・宗教・経済などすべての因子を考慮する必要があることを○○の例を通してご説明くださり、最後に、将来ぜひ国際協力の場で医療専門家として貢献してほしいと聴衆に訴えられました。

　　今回の講演会は立ち見が出るほど多くの職員が参加し、皆真剣に聞き入っていました。質問も多く出て時間が足りなくなるほどでした。国際活動に携わる方の話をじかに聞く機会を得た職員は、国際活動を身近に感じ、自身の将来を広げる選択肢の 1 つとして考えるきっかけをつかんだと思われます。

- 今回の活動の概要を示した。

- 中間部は全体が講演内容の引用であることを示し、伝達動詞の数を減らした。

- 段落ごとに「看板文」（要約部）を頭に置き、それから詳細を述べた。

- 講演内容を要約し、印象に残りやすい最後の位置に、演者の呼びかけ（おそらく、演者の最も言いたかったこと）を置いた。

- h、i は講演会の意義／評価として一段落にまとめた。

つだけ異質のものを挟むよりも、記述の種類を一貫させたほうが、まとまりのよい展開となって読み手の情報処理を容易にすると考えられます。

（2）段落の内部を工夫する

＊
p.29 参照。

　　段落の内部にも工夫の余地があります。○○の事情説明の段落では、頭にその段落の内容を簡潔に示す「看板文＊」を置けば、読者の理解は格段に高まります。また、末尾がすべて伝達動詞なのは少し単純すぎる印象を与えます。この中間部が全体として引用であることを示せば、ひとつひとつの段落に伝達動詞を用いる必要はないでしょう。

　　文書 B3-2 のように修正してみました。上述した以外にも字句を削ったり変更したりした部分があります。リバイズというひと手間をかけると、より伝わりやすくなります。

事例報告のリバイズ

在宅看取り支援の事例報告
──他者に伝えるべき「知」を見極めて

　看護という営為のさまざまな局面を伝える文章を数多く読ませていただき、筆者は、看護の大きな力と底知れない可能性をいよいよ強く感じるようになりました。病む人・痛む人・生の終わりを迎えようとしている人を援助しながらも、あくまで裏方として、その人の独立性と個別性が最大限に発揮されるように仕向けていく……ひとつ間違えば生死にかかわる処置を次々に行いながら常にこの配慮を払い続けることを可能にしているのは、感受性を研ぎ澄ましつつも直感だけに頼ることを拒む冷静な知性なのだと思います。

　このような看護の知の姿と看護が人と社会に及ぼし得る力を看護界の内外に伝える文章として特に大きな力を発揮する可能性を秘めているのは、事例報告であると筆者は考えます。現場の現実とそれに対する専門家としてのかかわり方と考え方を最もありありと伝えるものだからです。また、事例報告は、看護という科学の礎を形成するものだとも思います。一対象事例がもつ唯一無二の特徴を過不足なく記録し、その中に一般化され得る要素を見いだしていく努力は、人間を対象とするあらゆる科学にとって必須のものです。

　本章では、高齢者が夫を看取った事例の報告（文書 C1-1）について、検討してみましょう。

文書C1-1　原案

> **老夫婦でも自宅看取りができた事例**
>
> 事例：80歳代の男性、パーキンソン病、左前頭葉損傷（外傷）、胃がん、認知症、要介護5、妻と二人暮らし、子どもなし
> 主介護者：妻、80歳代、腰痛ありコルセット着用　キーパーソン：姪（同居していない）
>
> 　看取りができた要因は、3つのことが考えられる。1つは、妻、本人の関係性がよく力があった。次に看護小規模多機能型居宅介護を利用し介護負担の軽減ができた。3つ目に看護介入の結果、妻の介護力を向上させることができた。
> 　3つの要因についてなぜそのように考えたか述べる。1つめの、妻、本人に力があったことについては、60年近く夫婦関係を保ってきたという事実と夫の特技を看護師に話すときの表情、また、左前頭葉損傷で入院中に外泊時の夫の表情がよくなったことを感じて在宅療養に踏みきったという点である。次に看護小規模多機能型居宅介護の利用については、本人、妻の状況に合わせて、サービスを柔軟に組み合わせることで、妻の介護負担の軽減につながった。3つめの看護介入について、吸引が必要になったとき、妻は、初めはできないと拒否的であったが、ケア介入時に必要性を感じた妻が自らできるようになりたいということで方法を伝え手技を獲得した。介護方法についても妻の身体状況に無理のない部分を共に考えながらケアした。看取りの場所についても状況の変化に応じて妻の意思決定を支援していった。
> 　以上のことから老夫婦でも自宅看取りができたと考えられる。

> 改善点を記入
> してください

（1）事例報告の目的を考える

　　この報告の構成と文体、および、分析の方向性から、これを書いた人が実務的文章のあり方についてある程度の知識をもっていることがうかがわれます。構成は、最初の段落で簡潔に主張の骨子が述べられ、次の段落で主張する判断の根拠となった事実が提示され、最後に短い結語で締めくくられるという形になっており、各段落の役割が明確に性格づけられています。文体に関しては、文末には適切に「～る／た・～である」が使われており、語彙の面でも、例えば「理由」ではなく「要素」、つまり、日常的・具体的事実にも言及し得る語でなく事実から抽象された一般的属性に言及する語が選ばれていて、専門的な報告らしい表現についての知識があることをうかがわせます。分析に関しても、看取りの成功につながったと思われる諸々の事実を「当事者・環境・支援チーム」の３つにまとめるという方向性は、均衡のとれた妥当なものといえます。

　　このようによい点がいくつもあるのですが、この事例報告を読んで筆者は、「だから何、としか言えないな……」と思ったのです。「そうですか、80歳を超えていても看取りができましたか、支援の仕方もよかったのですか、素晴らしいですね……でも心に留まることがほとんどない……」と思ってしまったのです。

　　この事例報告を書いた人は、報告の形についての知識は備えていたものの、これが何のためにあるのかという根本的理解が足りないように思われます。なまじっか知識があったため、なぜこの事例を報告するのか、この事例にかかわった体験から何を取り出し何をめざして他の人々に差し出すのか、といった本質的検討をすることなく、さらさらっと書いてしまったのでしょう。「フォーマットに当てはめる」という便利な方法に寄りかかると、発信するという行為の本質を見失う結果を招いてしまうことがあります。

　　専門的発信は他者への贈り物でなければなりません。自分が苦労してつかみ取った知を差し出して、ほかの人が自分と同じ苦労を繰り返さなくてもその知を獲得できるようにすること、その知を受け取った人がさらに先へと歩を進め、皆で共有できる専門知を拡大していけるよう促すこと、専門的発信の意義はそこにあります。熱意を傾けて何を贈るかを考え抜きパッケージにも工夫を凝らせば、贈り手にも必ず進歩がもたらされます。

（2）伝えるべき「知」を見極めた後に、書き始める

　　この報告を細部までよく見ると、文構造や表現の点でも問題があることに気づきます。一例を挙げますと、「妻が自らできるようになりたいということで方法を伝え手技を獲得した」というところは、「ということで」というつなぎ方が文体的に不適切ですし、「方法を伝え」と「獲得した」の主語が省かれている

のも適切ではありません。連用形で接続されている2つの述語の主語は同一ではありませんから、それぞれを省かずに示さなければなりません。「妻が自ら吸引ができるようになりたいという意思を表明したため、看護チームがその方法を伝え、妻はこの手技を習得した」とすれば、事実関係が明瞭になります。

　しかし、そもそも、ここではっきり伝えるべきことは、看護師が技術を教えて妻がそれを習得したという、そのことなのでしょうか。そうではなく、介護者にぜひ習得してもらいたい手技であっても、初めから強く習得を促したりはせず、相手が関心を示したタイミングを逃さずに支援チームがそれを伝授したという、この点ですよね。相手の積極性が高まるのを待った辛抱強さとここぞという機を逃さずに行動に移した鋭敏さがよい結果をもたらしたことを明確にすれば、きっと読む人の役に立つはずです。すでにお気づきのように、表現上の問題も結局は目的認識の希薄さに起因しています。せっかく素晴らしい働きをしているのに、どこがポイントだったのかを突き詰めて考えていないために平板な記述となってしまっているのは、返す返すも残念です。

　ほかにも、さらっと流れてしまって状況が心に浮かばない表現があります。例えば、妻、本人に「力があった」の「力」とは何なのでしょうか。夫婦が良好な関係にあったことが、その判断の根拠として述べられていますが、「力」が何を指すのか筆者にはよくわかりませんでした。「状況の変化に応じて妻の意思決定を支援していった」という記述も、適切な支援だったのだろうとは思いますが具体性を欠いているため、例えば経験の少ない看護師がこれを参考にしたいと思ったとしても、何をどうすればよいのかよくわからないのではないでしょうか。意地悪な言い方かもしれませんが、お馴染みの使いやすい表現が多用された記述が読み手の心に知識の灯をともすとは思えません。常套句を並べて形を整えた文章は、書き手がよいことを言ったつもりになれるだけで、しっかり伝えれば役に立ったはずの唯一無二の核心は抜け落ちてしまうように思います。

　問題が文構造の不整合や語彙選択の不適切に留まるのであれば、推敲を繰り返すことによって改善できます。目的意識の希薄さ、有用な知見を伝える言葉を絞り出そうとする努力の不足に比べれば、文言の瑕疵は些細なことです。実際は、多くの場合、目的についての認識が希薄で、重要な点が何なのかを考え抜く作業が不十分だからこそ、表現が雑になっているのです。根本をはっきりさせない限り記述の質は向上しません。根本が見極められれば、不整合や不適切の多くは解消されるでしょうし、さらに言えば、文言上の瑕疵が多少残っていたとしても、読み手に有用な知を与え得ると思います。原案の書き手から補足情報を得たうえで、文書C1-2のようにリバイズしました。

文書C1-2　リバイズ例

高齢の配偶者による自宅での看取りを可能にした要因

《目的》

　本稿は、80歳代の夫を80歳代の妻が自宅で看取ることができた事例を報告し、看取りを成功に導いた要因を分析し、高齢の配偶者による看取りに向けた自宅療養実施の可否を検討する際に考慮すべき条件と療養活動を援助する際の注意点を明らかにすることを目的とする。

《事例概要》

　患者は80歳代の男性で、パーキンソン病・外傷に起因する左前頭葉損傷・胃がん・認知症を患っており、要介護5の認定を受けていた。妻との二人暮らしで子どもはないため、キーパーソンは姪で、介護は80歳代の妻が主に担当していた。妻には腰痛があり、コルセットを着用していた。介護には極めて大きな困難が伴うと予測され、自宅で看取りまで至るのは不可能かもしれないと危惧されたが、妻は、看護小規模多機能型居宅介護を利用しつつ、吸引の手技なども習得し、夫を最期まで看取った。

《自宅での困難な看取りを可能にした要因》

　本事例では、大きな困難が予測されたにもかかわらず老妻による自宅での看取りが実現した。この成功には、1）当事者（介護者と被介護者である妻と夫）に自宅療養への意欲があった、2）環境に利用できる援助（看護小規模多機能型居宅介護）が存在した、3）支援者である訪問看護チームが介護者に技術・態度・行動を指導する十分な教育力があった、という3つの要因があったと考えられる。以下に順を追って詳述する。

　第1に、この事例の介護者（妻）と被介護者（夫）には、自宅療養から心身の負担を上回る幸福を得るだろうと予測させるだけの、自宅療養に対する意欲が認められた。妻は、約60年にわたる結婚生活や夫の特技について誇らしげに語り、夫婦間に強い絆があることは疑う余地がなかった。入院治療が選択されれば、夫に専門的なケアが提供され妻の負担が軽減されたとしても両者が喪失感をもつことになり、自宅療養が選択されれば、心身の負担が大きくてもそれを補う喜びを見いだすだろうと予測された。また、以前に左前頭葉損傷で入院し外泊で自宅に戻った夫の表情が非常に明るくなったことを妻が明確に記憶していて看護師らに熱心に伝えたことから、夫が自宅環境を好んでおり妻もそれを承知していることがうかがわれた。以上のことから、この夫婦には自宅療養への十分な意欲があると判断された。第2に、自宅から車で約15分の場所に看護小規模多機能型居宅介護があり、これを必要に応じて利用できるという好条件に恵まれていた。第3に、介護をやり抜くために必要な知識や考え方や行動を看護師を核とする支援チームが介護者に適切なタイミングで提供したことが大きな効果を上げた。例えば、吸引の技術の習得を妻は当初「自分には到底できない」と拒否していたが、看護師が吸引するのを見てこの技術の必要性を感じ、習得に関心を示した。その機を逃すことなく看護師が方法を指導し、習得に至った。また、介護者の健康保持が介護継続の必須条件であることを妻に説き、適宜休憩することに罪悪感を抱かないよう導くとともに、利用するサービスの種類や時期など休憩を可能にする具体的方法を妻の感情や主体的判断を尊重しながら示唆した結果、過労を回避させることができた。

《考察》

　80歳を超えた妻が要介護5の夫を看取るということは、成功すれば当事者だけでなく支援者にも深い充足感をもたらす。しかし、気力と努力だけで成功できるわけではなく、在宅看護を選択するには慎重な検討が必要である。報告した事例は下の3点を見極めることの重要性を示していると考えられる。

　まず、自宅介護に対する意欲の真正性を見極める必要がある。被介護者が自宅で過ごしたいと心から望んでいるのかどうか、介護者の示す意欲が義務感から出たものではなく心からの希望であるかどうかを判断しなければならない。次に、環境条件の検討が必要である。若い介護者が介護にあたっている場合でも時折肩代わりをしてくれるサービスや代替者が存在しなければ介護の継続は難しい。特に高齢者の場合は、介護者が休憩できる環境が確保されていることが死活的に重要である。最後に、介護者に必要な技能や態度を指導するための土台となる信頼関係が介護者と支援チームとの間に成立し得るかどうかを慎重に判断することが必要である。

　ただし、第1の条件である当事者の意欲や第3の条件である支援チームとの信頼関係が介護開始時点で十分に揺るぎないものになっているとは限らない。この事例においても、妻は自宅療養を選択するまでに逡巡と不安を見せる場面もあった。自宅療養の開始後も、当初は吸引等の技術習得に積極的ではなかった。しかし、急かさずに見守るうちに習得への関心が示され、その機を逃さずに行った指導が習得の成功と妻の自信増大につながった。介護者の信頼や技術習得への意欲は、支援側が抑制の利いた辛抱強い働きかけを行い、日々味わう小さな失敗や成功のもたらす喜怒哀楽を共にする中で徐々に高まっていく。このことを心に留め、根気強い対応と指導の機会を見逃さない観察を行うことが必要である。

改善点

- 事例から得た知見を端的に表す標題にした。
  - 4つの小見出しを加え、冒頭で、報告の目的を明文化した。

- 原案に示されていた患者・主介護者・キーパーソンの情報に加えて、事例の経緯を述べた。

- この節の概要を述べ、節の構成を予告した。

- 「力があった」と抽象的であった表現を、「自宅療養に対する意欲が認められた」という、提示する諸事実のまとめとして具体性のある表現に変更した。

- 第3の要因の内容を「看板文」として端的に示した。

- 誰が何をしたのかを明示した。

- まず、結論（一事例についての観察から抽出した応用可能性をもつ知見）の骨子を述べた。
- 結論を詳述した。

- 最も伝えたい考案を締めくくりの位置に置いて、印象を強めた。

ひとりを見ながらもその中に人間の普遍を見いだし、原理に則り一般化を志向しつつも既存枠で個別性を切り捨てない、まるでアクロバットのような観察を日々行っている看護師の発見や分析は、他者に伝える価値をもっています。見つけたと思うこと、誰かに伝えたいと思うこと、うまくいった工夫や失敗した経験を、煎じ詰めて率直に示してください。きっと、看護界の中の人にも外にいる人にも、貴重な知的刺激となることでしょう。

協議すべき問題を提起する事例報告
——扱う問題を焦点化する

本章で検討する文章は、医療倫理の最も重要な問題の1つである「患者の知る権利」をめぐる事例報告（文書 C2-1）です。

実践現場の貴重な経験から得た問題意識を他者にどのように伝えればよいのか、吟味してください。

文書 C2-1　原案

改善点を記入
してください

患者の知る権利を守るのが困難だった事例

　医療において自己決定は重要であると言われているが、患者に判断能力があっても、状況により自己決定をさせるべきか否か難しい判断を迫られることがある。また本人の代わりに決定を行う代理人の負担が大きい現状もある。今回、夫の強い希望により本人への正確な状況説明がされずに急変した事例を経験した。

　患者は、40歳代女性で家族は夫と4歳の息子との三人暮らしである。2カ月前より咳嗽出現し近医に受診し咳喘息との診断を受け、鎮咳薬で経過観察をしていた。咳の増悪と労作時の呼吸困難感の増悪により当院呼吸器内科を紹介され、ステロイド投与などするが改善なく循環器受診して、肺腫瘍血栓性微小血管症（PTTM）と診断されICUに入院。原発不明がんでPTTMを発症した例も報告されており早期診断が困難であるが、今回原発巣が胃がんであることがわかり、循環器の医師は胃がんに対しての抗がん剤治療を希望し、腫瘍内科医師に相談した。腫瘍内科医は予後が短いことから抗がん剤投与しても効果は得られないことを循環器医師に伝えたが、可能性に賭けたい、救命したいという循環器医師の思いは強かった。循環器教授と腫瘍内科教授の間でも話し合いがされたが、循環器チームでは救命を目的に抗がん剤投与を実施するという治療方針が固まっていた。

　循環器医師から本人・夫へ原疾患に対する病状説明と抗がん剤治療に関して説明がされ、本人と夫は抗がん剤治療を希望し、抗がん剤治療が開始された。患者は「抗がん剤が効けば生きられますよね。何とかして生きていたい」と話されていた。医師・看護師は、現状の病態が極めて重篤な状態であること、急変時の対応などについて本人へも伝え、確認したかったが、本人に生きる望みを失ってほしくないという夫の強い希望により伝えられていなかった。抗がん剤投与を一度実施したが、治療効果は得られず全身状態の急激な悪化が認められ急変し、心肺蘇生が行われたが第10病日に死亡退院となった。

　連日、循環器医・腫瘍内科医も含めてのチームカンファレンスを実施し、本人の病状やIC内容について方向性を話し合っていた。循環器医師やICUスタッフたちは救命したい思いが強く最後のときの蘇生について話し合われていたが、腫瘍内科のがんチームは、がんの終末期には無理な蘇生はしないことも伝えていた。連日、夫へ病状説明をして、本人への病状説明についても確認したが、夫の強い希望で本人への詳しい病状・生命予後に対する説明がされなかったことは倫理的観点からも問題であると考える。医療者の中でも患者のこと、残される家族のことを考えて、「伝えるべき」「伝えるべきでない」と医療者の価値観で話がされ、患者自身がそこに存在していない現状があった。本人に確実的な予後の説明をしなくても、事実を知ることで自己決定も可能であったのではないか。残される子どもや夫に伝えたいことはなかったのか、という思いが未だにチームでも残っている。集中治療における終末期医療のあり方や代理意思決定、本人の意思決定についての検討が必要であると感じた。

看護という専門分野で事例を検討することがいかに重要であるか、医療者ではない私にもよく理解できます。教育も同様ですが、人間を相手にする分野では、原則に依拠しつつも個人や状況に応じて原則の適用方法を変化させなければなりませんから、実践の改善のためにも理論構築のためにも、実践現場の経験から見いだされた問題を他の人々と共有して協議することが欠かせません。

（1）「患者の知る権利」についての発信

重篤な病気であることを患者本人には告げないのが普通であったのはそう遠い昔のことではなく、今日でも、自分の病状について知ることが患者の権利であり利益でもあるという了解が世の中のすみずみまで浸透しているとは思われません。医療者側の対応を変えるだけでなく、広く一般の人々が新たな視点から従来の「常識」を見直さなければならないのです。言葉を人々の心に届けることに医療者の中でもとりわけ長けた看護師の方々に、こうした事例について大いに発信していただきたく思います。

（2）専門的報告文の全体構成と目的を確認する

*
p.6 参照。

専門的報告文は、序論・本論・結論から成り、各部にそれぞれ役割があります。序論では、主題（報告の目的）を述べ、それが議論に値する重要性をもつ主題であることを示し、議論展開を予告します*。本論では、必要な情報を提示して、分析や論証など、目的を達成するための議論を行います。結論では、要点をまとめ、目的に直結する結論を述べます。

事例報告の目的は、体験した事例を皆で考えていくための土台として提供することですよね。協議の材料となる体験を伝えるとき最も重要なのは、何を協議するのか明確に認識しておくことです。実りある協議をするには出発点となる問題認識が協議者間で一致していることが前提条件ですが、ご承知のように、1つの事例において話し合いたい問題が1つしかないということはなく、複数の事情やあいまいさが入り組んでいます。それぞれの問題が別の問題とも関連しています。報告者としては、なるべく詳細に報告し問題の深さや広がりを存分に伝えたくなるのが自然ですが、しかし、「こうだった、ああだった」と、さまざまな情報を提示しすぎると焦点が拡散し、協議の土台を提供するという所期の目的を果たせません。目的が書き手の中で焦点化されていることが、意味ある事例報告を行う第一歩です。

（3）「主題（報告の目的）」を明らかにする

では、文書 C2-1 を検討しましょう。序論にあたる第1段落を読んだ筆者は、序論を構成する要素が何であるか、この報告者はよくご存じだなあと思いました。しかし、内容や表現が十分に吟味されているとはいえないようです。

「自己決定」という話題が示され、「自己決定をさせるべきか否か」判断が難しい場合や「代理人の負担が大きい」場合という、自己決定に関してよく話題になる事柄への言及があり、「夫の強い希望により本人への正確な状況説明がされずに急変した事例を経験した」と、内容予告と思われる文言があります。

　惜しいことには、話題をどう扱うかが示されていません。「話題」と「主題」とを同様に使う人もありますが、「話題」とは「何を取り上げるか」を示すもので、「主題」とは「話題についてどのような主張や検討を行うのか」を含む概念です。

　序論では、「話題」でなく「主題」を示さなければならないのですが、第1段落の記述ではそれがはっきりしません。「開示が行われなかったことの是非」を検討したいのか、それが不適切であったことを前提として「なぜそのような事態が生じたか」の分析につなぎたいのか、事態を招いた要因の分析までを示して「こうした家族にどう対応するか」と方策を話し合う土台を提供したいのか、主題（報告の目的）はどれなのでしょうか。

　文章の後半（第4段落）を読むと、「倫理的観点からも問題」「患者自身がそこに存在していない現状」など、判断や分析が示されていますし、実践の改善を推進するには、この事例を体験した当事者が事実関係だけでなく、その要因について分析して対応策の協議につなぐのが有益だと思われます。

（4）中心的に扱う問題を焦点化する

　もう1つ、原案の第4段落に関して惜しまれる点は、背景として言及されている事柄（蘇生についての議論）が報告事例とは別の問題であることです。患者自身への情報開示という、ここで扱う問題についての情報を提供し、この問題の根の深さなど、これを論じる意義に読み手の意識を向かわせるべきだと思われます。

　第2段落と第3段落は患者と治療経過の説明です。不要な繰り返しや助詞の脱落などには修正が必要です。情報も、医療倫理という側面に直接関連性があるものに絞ったほうがよいでしょう。

　第4段落では、報告者は生じた問題についての判断を示し、その中核を分析しています。「（連日の話し合いに）患者自身がそこに存在していない現状」「子どもや夫に伝えたいことはなかったのか、という思い」といったところに、報告者の冷静な判断と真摯な分析が示されています。経緯についての説明が混じっていますが、それは必要なら前の段落に移して、問題についての分析を詳細に述べたほうがよいでしょう。

　最後には今後の検討課題が述べられており、検討課題で締めくくるということ自体は適切な選択ですが、注意の範囲を広げようとせず、取り上げた問題に焦点化すべきです。

リバイズ例（文書C2-2）では、非告知は誤りであることを前提として事例を提示し、非告知を生じさせた要因を分析してその誤りを認識し、対応策を考える協議の土台とすることを目的としました。また、4つの小見出しをつけて構成を明示しました。なお、《目的》の背景の記述と《考察》の記述には、生命倫理で行われている議論を参考に筆者が付け加えた部分が含まれています。

文書C2-2　リバイズ例

「患者のために情報を非開示とすべき」という主張に屈したのはなぜか

《目的》
　本稿では、患者の夫が「本人のために情報を秘匿してほしい」と強く主張したため自身の病状についての情報を提供されずに抗がん剤治療を受けた妻が急変して死亡した事例を報告し、知る権利と自己決定権が否定された事態の発生を許した要因を考察して、今後とるべき対応を考案する一助としたい。
　治療方針決定の方法は20世紀半ばに大きな変化を遂げた。以前は、専門知識をもつ医師や患者の利益を代弁する立場にある家族の有力者が方針を決定すべきとするパターナリズムが支配的であったが、今日では世界の多くの国において患者の自己決定権尊重こそが最重要と考えられている。判断能力を欠く患者については代理人の判断に委ねざるを得ないが、患者に判断能力があるにもかかわらず「患者自身のため」という名目で自己決定権を行使する機会が否定されるのは倫理的に重大な問題である。

《事例》
　患者は4歳の息子をもつ40歳代女性である。2カ月前より咳嗽があり、近隣の開業医に咳喘息と診断され鎮咳薬投与のうえ経過が観察されていたが、咳と労作時呼吸困難感が増悪したため、報告者の勤務するX病院の呼吸器内科に紹介された。ステロイド投与等では症状が改善せず循環器科を受診したところ、肺腫瘍血栓性微小血管症（PTTM）と診断されICUに入院した。原発巣が胃がんと判明したため、循環器科の医師が胃がんへの抗がん剤治療の可能性を腫瘍内科に打診した。腫瘍内科の医師は抗がん剤投与の効果は期待できないと判断したが、循環器科側の医師はわずかな可能性に賭けて救命を試みたいと強く希望し、救命を目的に抗がん剤治療を実施するという方針を立て、患者とその夫に原疾患を説明して抗がん剤治療の可否を問うた。患者と夫はこれを希望し、患者は「抗がん剤が効けば生きられますよね。何とかして生きていたい」と語った。
　医師と看護師は病態が極めて重篤であることを患者に告げる必要があると考え、夫に説明実施の了解を繰り返し求めたが、夫は「生きる望みを失わせたくないから、本人には告げないではしい」と強硬に主張し続け、結局、極めて厳しい状態であることが本人に伝えられないままに抗がん剤投与が一度実施された。しかし、治療効果は見られず全身状態が急激に悪化し、心肺蘇生も行われたが第10病日に死亡した。
　医療チームでは患者に事実を伝えるべきか否か何度も真剣に議論された。その中で、残される家族の意思を尊重しその安寧を最大化したいという意思は共有されていたが、同程度の配慮が患者自身の権利擁護に対して払われていたとは言い難い。重大な結果となる可能性があることを知らせたならば、患者は夫や子に伝えたいことがあったのではないかという後悔が今も報告者の胸中を去らない。

《考察》
　家族の希望に反して患者に情報開示することは容易ではない。しかし、医療倫理遵守の観点からすれば、そうしなかったことは誤りである。報告者を含む医療チームがこの事態を生じさせてしまった要因として、次の3つが考えられる。
　夫の希望が優先された第1の要因は、「非開示は患者本人の気力を保たせ、患者自身のためになる」「病苦のうえに確実な死の予感という苦しみを重ねたくない」という夫の主張に、医療チームの多くが心のどこかで同情してしまったことだと考えられる。しかし、夫の主張は必ずしも正当なものではない。裏には夫自身の逃避願望、すなわち、二重の苦し

改善点

● 問題の核心を示すタイトルにした。
　● 小見出しによって全体構成を示した。
● 冒頭で、本稿の主題（報告の目的）を明示した。

● 目的に直接関係する背景的情報を提示した。

● 入院に至る経緯および入院してから本報告が提起したい問題が生じるまでの事情を述べた。

● 助詞の脱落を補った。

● 生じた問題を記述した。

● 問題の核心を述べ、この節の構成を予告した。

● 3つの段階で、問題を生じさせた各要因を記述し、検討した。

みを背負う患者と向き合う自身の負担を免れたいという願望が潜んでいたかもしれない。また、「患者は大きな苦しみに耐えられない」と考えたとすれば、患者の潜在力を見くびっていたとも言える。自らの死を認識し落胆する人も確かにあるが、最期を見据えて人間としての強さを発揮する人もある。さらに、「主婦は死後に伝言を残さなければならないほどの責任を負っていない」というジェンダーバイアスに影響されていた可能性もある。言うまでもないが、妻・母としての責任は職業的責任等に比べて決して軽くない。

　第2の要因として、死に瀕した患者を軽視する意図は医療チームの誰にもなかったが、今後の長い年月を生きていく遺族を応援したいという願望が心中で優勢であったことが挙げられるだろう。遺族への配慮は医療者の大きな責務であるが、彼らの本当の安寧を考えるなら、患者の死去の前後だけでなく遠い将来まで見通すべきだった。「母が（妻が）残した言葉に息子（夫）が長きにわたって勇気づけられる」といったこともあり得たはずで、子が（夫が）そうした言葉を受け取る可能性を保障すべきだった。また、関与者の中で立場が弱く積極的に発言できない者、この事例では「夫」ではなく「患者」と「子」の側に立って、その権利や利益を代弁することが医療者の責務であった。

　第3の、より現実的な要因として、患者が医療チームの対応に異議を申し立てる可能性はないが、夫にはあるという点を看過すべきではない。仮に、夫の了解なく妻に情報を開示して夫の懸念どおり妻がひどく落胆したとしたら、死が不可避であったとしても、夫は情報開示によって治療が効果を上げる可能性が減少し死が早まったと主張するかもしれない。これに合理的証拠を示して反論することは煩雑な手続きとなるだろう。しかしながら、この要因に屈することは弱者の切り捨てである。弱者の代弁者となることが医療者には求められている。

《検討課題》

　患者に情報開示と自己決定の機会を提供しなかったのは不適切であった。今後、適切な対応をするには、開示すべきであることを認識するだけでなく、それを実施するためにどのような方策があり得るのか、すなわち、「患者自身のために否定的予測を伝えるべきではない」と主張する家族に情報開示と自己決定機会の提供が患者にとって重要であることを理解してもらうにはどうすればよいのかを探究しなければならない。今後これを検討し、再発防止と現場での対応の適切化を進めたい。

● 今後協議すべき課題の提示を行った。

敬語どうする？（その2）

　私が股関節の手術を受けたことはすでにお話しいたしました。手術を受ける決心が付くまでの1年ほど、私は、街でも有数の大病院、S総合病院の整形外科に通って診察を受け、鎮痛剤を処方していただいていました。私の心をかき乱したのは、その整形外科の待合場所の横のレントゲン室の入り口に貼ってある注意書きです。「妊娠中、またはその可能性のある方は、**お申し出てください**▼」とあるのです。手書きではなく、プラスチック板にばしっと印字してあります。ええっ。

　お願い（依頼）をするための標準的な形は「□□てください」、すなわち、「待ってください」「読んでください」「確かめてください」……などです。ただ、この形はあまりにも基本的で丁寧な感じがあまりしないように思われるためか、サービス業の方などは「お○○ください」の形、つまり、「お待ちください」「お読みください」「お確かめください」などを好んで使うようです。丁寧な感じをもっと強く出したい場合には、「敬語どうする（その1）」（p.114）で触れた「尊敬語」の「お○○になる」の形を「□□てください」に当てはめて、「**お○○になってください**」、例えば「お待ちになってください」「お読みになってください」「お確かめになってください」とします。どれでもたいして変わらない、などということはありません。すごく、すっごく、受ける感じが違います……よね？

　きっと、S病院のこの注意書きの版下を作った人は、「□□てください」「お○○ください」「お○○になってください」の3つの形が似ており、あまつさえ、「申し出る」というちょっと「ヨソユキ」感のある語だったため、つい、こうなってしまったのでしょう。「お申し出てください▼」という形は、「待つ」「読む」で同じようにすると「お待ってください▼」「お読んでください▼」となります。これ、著しくヘンテコですよね？驚くのは、最初に版下を書いた人、それをチェックした人（いたはずですよね）、この製作を請け負った業者さ

ん……の誰もが変だと思わず、この形のまま印字されてしまったことです。さらに驚くのは、毎日この前を通っている多くの人々が誰一人として修正しようとしないことです。

　言葉なんて通じればそれでいいじゃないか、というお考えの人には何をか言わんや、ではありますが、隅々まで気を配り、正確に、感じよく言葉を使おうとすることは、人を相手にする仕事に就いている人にとって極めて大切なことだと私は思います。

　え、私はどうしたのかって？申し上げましたよ、もちろん。診察に行くたびに、放射線検査室の方、整形外科の方、通りがかった白衣をお召しの方にも、「あのー、これなんですけど、間違ってますんで、『お』を取るか、『て』を取るか、マジックペンで塗りつぶすだけでいいから、そうしてくださいませんか」とお願いしました。しかし、まったく取り合ってもらえませんでした。きっと今でもあの注意書きはあのままなのでしょう。手術はその病院とは別の病院でしていただきました。S病院、なーんだか信じられない気がしてきたものですから。おかげさまで、術後の状態は絶好調、手術した脚はどっちだったか忘れそうになるくらいです。

▼
右肩にこの印が付いていれば、その表現は非標準的で使用されない。
□□
「て」または「で」に続く動詞の形を示す。
例：「待って」の「待っ」、「読んで」の「読ん」
○○
「ます」に続く動詞の形（連用形）を示す。
例：「待ちます」の「待ち」、「読みます」の「読み」

研究関連の文章のリバイズ

研究協力依頼書
——読み手の心を動かす構成と表現を

本章では、研究活動の一環としてある地域で面談調査を行わせてほしいと、その地域に住んでいる人々に依頼する文章（文書 D1-1）を検討したいと思います。よりよい文章になるように改善点を指摘してください。

*文中の人名、機関名、研究題目などはすべて架空のものです。

文書 D1-1　原案

改善点を記入してください

研究対象となられる皆様へ

　このたび、私たち X 大学の研究チームは、Y 大学社会福祉教育講座の山田太郎教授、Z 大学大学院工学研究科の田中次郎准教授と共同で〇〇〇〇研究開発センターの 20＊＊ 年度の研究に応募し、採択されました。研究テーマは「災害対応に活かす島嶼のコミュニティレジリエンスの知の抽出」でございます。

　20＊＊ 年＊月に発生した A 県 B 部地震では、C 島は震源に近かったために 80％以上の家屋に被害が出ました。それにもかかわらず、島民の協力により迅速な避難行動がとられ、発災から 2 週後には島民が中心となって行政との協力のうえで復興計画が立てられ、2 年半で帰島の運びとなりました。C 島の経験は、自助、共助が有効に機能したグッド・プラクティスの例であると考えられています。

　C 島の経験を他の島の島民と共有し、今後起こり得る災害への準備、安全・安心なコミュニティづくりに貢献したいと考えております。それで C 島の皆様に、震災直後から帰島に至るまでの経験、島の自然や暮らしについてお話をうかがいたいと存じます。

　このたび、インタビューに協力いただく皆様の権利と研究者が調査を行う過程での義務を以下に示しました。ご一読くださいますようお願いいたします。

記

1.　対象の権利について
1）皆様は、このインタビューのどの段階においても、協力を拒否する権利があります。たとえ、録音に同意してインタビューを始めた場合でも、録音されたくないと思われましたら、いつでも録音を中止できます。
2）皆様は、インタビューのどの段階においても、協力を拒否する権利があります。
3）皆様は、このインタビューに関して、どんなことでも質問する権利があります。
4）研究者の不誠実な対応があった場合など、当大学の研究倫理委員会へ直接訴えることができます。

2.　研究者の守秘義務について
1）研究者は、今回の調査によって知り得た皆様の個別な情報について研究以外の目的で使用いたしません。
2）調査目的によって公表する場合においても個人や施設が特定されるような形での発表はいたしません。
3）録音データの文字起こしは、研究者が個人情報が漏れないよう責任をもって行います。録音データと記述したデータは、鍵のかかる研究者の戸棚に入れて厳重に保管します。結果がまとまり次第、研究者の責任のもとに書き留めた記録類と録音データは裁断・破棄いたします。
4）研究者は、皆様が協力を拒否したり質問したりすることによって、不利益をもたらされることがないことを保障いたします。
5）研究者は、皆様からの質問に対して、他の人のプライバシーやその他の権利、自らの人権にふれない限りは、誠実にお答えすることをお約束いたします。

3.　疑問や問題が生じたときの連絡先
研究代表者：X 大学　教授　佐藤三郎
連絡先：〒〇〇〇－〇〇〇〇　A 県〇市〇〇 1-2-3
E-mail: 〇〇〇〇@〇〇〇〇〇 ac.jp　　TEL：〇〇〇－〇〇〇－〇〇〇〇
　もし、皆様の権利が侵害されたと感じた場合や研究者の不誠実な対応が見られたとお感じになった場合には、当大学の研究倫理審査委員会にご連絡ください。
TEL：〇〇〇－〇〇〇－〇〇〇〇（大学代表番号ですので「研究倫理審査委員会へ」とお伝えください）

以上

研究は、看護師の職務の中で今後ますます重要性を強めていくと予測されます。看護研究の主題も手法も多岐にわたるでしょうが、どのような研究であろうと、それを進めるには、言語による発信が極めて重要な要素となるはずです。研究資金獲得や倫理審査のために提出する研究計画書、中間・最終報告、学会誌等での論文発表などの硬い文章はもちろん、本章の素材文のように、一般の人々に研究の趣旨を説明して協力をお願いしたり許可を求めたりする、やや日常的な文体の文章も書かなければなりません。どちらの文章でも、それぞれの読み手と目的とを明確かつ詳細に認識し、それに基づいて内容と展開と表現を工夫することが必要です。

（1）読み手・目的に合わせた内容を考える

　例えば資金を獲得するための研究計画書と一般の人から調査への協力を得るための依頼文は、読み手と目的がどう違うのでしょうか。研究計画書の場合は、専門家である審査者に、研究資金を提供するに値する学術的・社会的意義をもつ研究であり、かつ、実行可能性が十分にあると納得してもらうことが目的です。研究目的達成までの計画が明確に立てられていて、妥当な研究方法が選択されていて、かつ、申請者がその研究を遂行できるだけの知識と経験をもっていることを示す必要があります。学術的な用語を駆使し論理的な議論を緻密に展開することが審査者への何よりのアピールになるでしょう。

　一般の人々に研究協力を依頼する文章でも、最も大事なのは自分の研究の意義を読み手にわかってもらうことですが、その際、研究協力は協力者個人にとっては面倒以外の何物でもないという前提を肝に銘じておかなければなりません。時間をとられるし、何を訊かれるのか不安だし、できればやりたくないと感じるのが普通なのです。その躊躇する気持ちを変えて、多くの人のためになる研究なら協力しようと思ってもらわなければなりません。……そんなことはない、調査に協力して自分の気持ちが整理できたと喜ぶ人や、訊いてくれてありがとうと言う人もあるぞ、と反論する声が聞こえてきそうですが、それは、結果的にそういうこともあるというにすぎません。

　目的を達成するには、相手や状況が自分に好意的であると想定するのではなく、最も不本意な事態をも好転させる覚悟で臨む必要があります。相手のもっている経験や知識に対し深い敬意を抱いていることを示し、協力してもらえることを心からありがたいと思っていることを伝えて、人々の心を動かさなければなりません。言うまでもないことですが、何だか敷居が高そうとか、詮索されるのではないかといった不安を与えてはなりません。

（2）依頼文書では、冒頭に「お願い」を置く

　原案の構成に改善の余地があることはすぐにおわかりでしょう。依頼を目的

とする文章なのにお願いする文が第1段落になく、第1文は「このたび、私たちのX大学の研究チームは……応募し、採択されました」です。これは、書き手には誇らしいことかもしれませんが、読み手には何の関係もありません。エラい先生方の名前、リッパそうなセンターの名前、カタカナ語を含む研究テーマなどが読み手の多くに感銘を与えるとも考えられません。ちゃんとした研究であることをアピールしているのでしょうが、下手をすると、何だかエラそうだという印象を与えかねません。第2段落と第3段落では、C島の実績が高く評価されていることが述べられ、何を尋ねるかが記述されています。ここを最初に言うべきですよね。しかし、読み手が具体的な調査の内容を思い描いて研究協力への意欲を高めるように促すには、もう少し詳細な記述が必要なのではないでしょうか。また、下の箇条書き部分の「3」は、2つに分けるべきだと思います。質問するときと権利の侵害等を申し立てるときでは連絡先が違うのですから、別の項目にするほうが適切です。

　望ましくは、第1段落で研究の目的と協力のお願いをはっきり述べ、続く諸段落で、「皆様」に協力を求める理由はその経験を高く評価しているからであることを説明し、どのようなことが尋ねられるのかを具体的に知らせて、読み手の不安や負担感が軽減されるようにすべきでしょう。

（3）一般の人に向けた言葉を選ぶ

　語彙に関しては、読み手に耳慣れない言葉を避けることが重要です。例えば、カタカナ語の「コミュニティ」「インタビュー」などは大丈夫でしょうが、「グッド・プラクティス」やテーマにある「レジリエンス」は、理解しない人が多いのではないでしょうか。

　日本語であっても一般の人には馴染みにくいかもしれない表現もあります。1つは、自分（たち）のことを指すのに「研究者」という語を用いることです。看護研究では一般的なのでしょうが、実は、研究者の端くれである筆者にも少々違和感があります。私の属する分野では「筆者（ら）」や「申請者」などと自称することが多く、「研究者」には職業名として研究者一般を指すという解釈がまず頭に浮かび、筆者本人を指すとは考えにくいのです。一般の人々の感じ方も似ているのではないでしょうか。依頼文書の場合は、「私ども」という表現が適切です。「私たち」は自分（たち）と相手を含めて言及する可能性がありますが、「私ども」は相手を含みません。

　もう1つは、「共有する」という語です。"share"という英語の訳語として使われていると思われ、英語なら「（情報を）伝える」という意味でこの語を使うのは普通ですが、日本語の「共有する」には、少なくとも筆者は、「独占する」の反対語というニュアンスを感じます。以前、ある若い同僚に「お持ちの資料があるなら共有してください」と言われて、「えっ、別に何も独り占めなんか

してないですけど！」と心の中で言ってしまいました。「見せてください」とか「回してください」といった、普通の日本語表現を使ってほしかったです……。「経験を他の島の島民と共有する」というところ、「～に伝える」にしたほうが、すっきりしそうです。

（4）依頼文書に求められる丁寧さを意識する

丁寧さにかかわる問題もあります。まず、タイトルにある「対象」です。「研究対象」「対象者」といった語を研究計画書で使用するのは問題ありませんが、当事者に面と向かって使うことはモルモット扱いしているようで、いささか抵抗を感じます。「島民」も、原案の一部で使われている「島民の皆様」や、「C島にお住まいの方」としたほうがよいと思います。また、「拒否する」という強い言葉を用いるより、「断ってもよい」「断る権利がある」などと日常的な語を用いたほうが、読み手がより率直に意思を表明することができるのではないでしょうか。

丁寧さという点では、敬語をどの程度使うかという問題もあります。研究計画書や論文などでは敬語は使いませんが、こうした依頼文では使用したほうがよいと筆者は思います。それは、丁寧な態度を示すだけでなく、相手の行動とこちらの行動とをはっきり区別して示すという点で意味の明瞭化に資するからです。

次ページに示すリバイズ例（文書 D1-2）では、以上に述べたような問題点を改善し、箇条書きの中で重複している点は整理しました。

インタビュー調査へのご協力のお願い

　私どもX大学の研究チームは、20**年のA県B部地震に見事な対応をなさったC島の皆様のご経験に学び、災害への対応方法を編み出したいと考えております。誠に恐縮ですが、皆様にインタビュー調査をさせていただきたく、ご協力を伏してお願い申し上げます。

　20**年*月に発生したA県B部地震では、震源に近いC島の80%以上の家屋に被害が出ました。しかし、島民の皆様が協力して迅速な避難行動をとられ、また、発災からわずか2週間で島民の皆様が中心となって行政との協力のうえに復興計画を立てられ、2年半で帰島という快挙を成し遂げられました。C島のこの実績は自助と共助が有効に働いた例として高く評価されています。皆様のこのご経験を近隣の諸島や他の都道府県の島々に住む人々に伝えれば、どれほど役立つかわかりません。

　そこで、発災直後から帰島に至るまでのさまざまなご経験、つまり、ご苦労なさったことや励みとなったこと、うまくいった工夫や心がけていらっしゃったこと、逆に、こうだったらよかったのにと残念に思っていらっしゃることなどについて、また、島の自然や暮らしについても、お話をうかがってまとめ、それを、同じような環境に暮らす人々に伝えて、今後起こるかもしれない災害への準備、安全・安心なコミュニティづくりに役立つようにしたいと思います。なにとぞこの趣旨をご理解のうえ、インタビューにご協力ください。

　なお、この調査は「災害対応に活かす島嶼のコミュニティレジリエンス（コミュニティの回復力）の知の抽出」という題目で、○○○○研究開発センターの20**年度の研究公募に、Y大学社会福祉教育講座山田太郎教授、Z大学大学院工学研究科田中次郎准教授と共同で応募し、厳正な審査の結果採択されました。研究の詳細にご関心のある方には研究計画書をお見せします。

　インタビューにご協力いただく場合に皆様に保障されている権利と私どもが調査研究を行ううえで守るべき義務を下記に示しました。ご高覧ください。

記

1.　インタビュー調査を受けてくださる人の権利について
　1）皆様は、この調査研究のどの段階においても、協力を断ることができます。いったんインタビューやそれを録音することに同意なさっても、その後お気持ちが変わったら、いつでもインタビューや録音の中止、（インタビュー終了後なら）記録の破棄をお申しつけください。これは、皆様の権利として保障されています。
　2）皆様は、このインタビューに関して、どんなことでも質問することができます。研究チームの誰にでも、気軽にお尋ねください。
　3）皆様は、面談者をはじめ研究実施者のいずれかに不誠実な対応が見られた場合は、研究代表者の佐藤三郎が所属するX大学の研究倫理委員会に直接訴えることができます。

2.　私ども調査者の守るべき守秘義務について
　1）私どもは、今回の調査で知り得た皆様の個別の情報を、研究以外の目的には一切使用しません。
　2）私どもが結果を学会や学内外の研究会などで公表する場合、調査対象となってくださった個人や施設が決して特定されないよう細心の注意を払います。
　3）録音データを文字に起こす場合、外部の業者などに委託することなく、私ども自身が、責任をもって個人情報が漏れないよう最大限の注意をしながら作業を行います。録音データと文字化した資料は、私どもの研究室の鍵のかかる戸棚に入れて厳重に保管します。結果がまとまり次第、録音資料やその他の記録のすべてを復元できないように裁断して破棄します。
　4）皆様が協力をお断りになったり、調査に関して質問なさったりしても、それによって皆様に不利益が及ぶことは一切ないことを、私どもの責任において保証します。
　5）私どもは、皆様から質問を受けた場合は、他の人のプライバシーやその他の権利、自らの人権にふれない限りは、誠実にお答えすることをお約束します。

3.　疑問などが生じた場合の連絡先
　研究代表者：X大学　教授　佐藤三郎
　連絡先：〒○○○-○○○○　A県○市○○ 1-2-3
　E-mail: ○○○○@○○○○○ ac.jp　　電話：○○○-○○○-○○○○

4.　権利の侵害や不適切行動が生じた場合の連絡先
　皆様の権利が侵害された、あるいは私どもに不誠実な対応が見られたと感じられた場合には、X大学に直ちにご連絡ください。研究代表者ではなく、番号：○○○-○○○-○○○○ にお電話くださり、「研究倫理審査委員会へ」とお伝えください。もしくは、〒○○○-○○○○　A県○市○○ 1-2-3、「X大学研究倫理審査委員会」宛てに、書面でご連絡を賜りたく存じます。

以上

・依頼内容を明示するタイトルにした。

・第1段落で研究の目的と協力へのお願いを明確に述べた。

・依頼文書に求められる丁寧さを意識しながら、適度に敬語を使用した（以下すべて）。

・「グッド・プラクティス」を変更した。

・「他の島の島民と共有し、」の部分を変更した。

・学術的に評価を受けていることを示す事実を最後に提示した。

・一般に馴染みの薄い表現には説明を補足した。

・「研究者」を「私ども」と言い換えた（以下すべて）。

・日常的な表現で言い換えた（以下すべて）。

・箇条書きの中で重複している点を整理した。

・「質問するとき」と「権利の侵害等を申し立てるとき」の連絡先を別項目とした。

研究論文における「研究の背景」
——記述の「型」を用いて論理的な展開に

　本章では、研究論文の序の部分（緒言など）で研究の背景を説明する文章をリバイズしたいと思います。まず、原案（次ページの文書 D2-1）を検討して改善の方針を考えてみましょう。続いて、解説とともに、筆者のリバイズ例をご覧ください。

　研究論文の序論の役割は、ご存じのように、研究の目的とその意義を明示することです。研究論文の意義は何で決まるかというと、何と言っても独創性の有無！　今まで知られていなかった疑問を取り上げて、かつ、それをエレガントに解明したものが論文としての価値が高いのです。しかし、すべての論文が誰も考えつかなかった新しい謎に取り組んでいるわけではありません。多くの論文は、ある分野でこれまで積み上げられてきた既存の知に基づいて、より包括的な知識体系をつくり上げるうえで「穴」として残されている疑問に焦点を絞り、それをリサーチ・クエスチョン（研究の主題）として、その解明に努めます。

（1）「研究の背景」では論文の位置づけを示す

　「研究の背景」では、数々ある中でなぜこの「穴」に着目し、なぜ埋めようとしているのかを示します。研究論文である以上、社会的背景や実践の場での必要性だけでなく、当該分野での学術的蓄積をより包括的なものにしていく大きな営為の中で、この論文がどう位置づけられるのかを示さなければなりません。

　文書 D2-1 の文章は「病棟看護師による退院支援」と題する研究論文の序論で「研究の背景」を述べている部分です。読んで、どこをどのようにすればよりよくなるか、考えていただけましたか。

　ごちゃごちゃしているなぁ……という印象を受けた方が多いのではないでしょうか。さまざまな情報が提供されているものの、その情報がどうつながり、どう結論の妥当性を支持しているのか、よくわかりません。本書をこの章まで読み進めてくださった方ならもうおわかりでしょうが、全体構成にも各段落内の構成にも大いに改善の余地があります。

　全体および段落の構成が適切でないことは、各段落の第1文（看板文）が最後の段落の結論にすっきりとつながっていないことに端的に反映されていま

（序論：研究の背景）

わが国の入院患者を取り巻く社会背景は年々変化している。事実、右肩上がりに高騰した医療費は 20**年には 40 兆円を超え、深刻な問題である。そこで、医療費の抑制と在院日数の短縮による病床の有効活用のために、対応策として退院支援に看護職が参画する必要性が生じた。

2008 年の診療報酬の改定では、退院調整加算が新設され退院調整看護師の本格的な導入・設置が進んでいる。診療報酬の改定のたびに加算が強化・増設されるなど、国を挙げて取り組んでいる。他の先進国の平均在院日数はアメリカ 6.1 日、スウェーデン 5.8 日に対し、わが国は 28.5 日である。平均在院日数が長期化する理由として、病気が治癒または安定してから退院するのが当たり前という国民感情が根強いことが関係していると考えられる。また、病床の有効活用のための政策としては、入院期間中は患者の状態に適した病床に入院するようになされ、病床機能ごとの入院患者の住み分けが行われている。そのため、高度急性期・急性期病床で病状の安定が見込まれた場合は、回復期機能病床での入院や自宅近隣の病院への転院などがなされている。このような種々の政策により、先進諸国の中でも群を抜いて長い平均在院日数の短縮を図り、従来の病院完結型の医療から地域完結型の医療へシフトチェンジを一層推し進めている。

こうした政策の流れに伴い、患者・家族の望む退院を実現させるために、地域連携室や退院調整看護師が活躍している。しかし、患者や家族のニーズが生じるのは入院している病棟である。そのため、退院支援においては、日夜ベッドサイドケアを提供している病棟看護師の役割も重要であるといえる。だが、退院支援は個別性の高いケアであり、日々の煩雑な業務に追われている病棟看護師が直接的に関与することは困難な状況にあると考えられる。しかし、何らかの看護実践を行い患者たちが退院の日を迎えている。加えて、看護師としての臨床経験年数や社会資源や社会保障制度などの複雑で特殊な知識を有するかによって左右され、退院に向けての看護援助が手薄になっていると明らかにされた（○○、20**）。しかし、実際に、病棟では退院患者選定の多くを病棟看護師が担っているという報告もある（▽▽、20**）。このような理由から、個別性の高い退院支援は臨床経験年数の短い看護師には容易でなく、患者の病状把握や揺れ動く気持ちを受け止めることのできる看護師、つまり、病棟では中堅看護師と呼ばれる者が重要な位置づけにあると考えられる。

さらに、退院調整看護師については、行動指標となる職務行動遂行能力評価尺度を示した研究がある（▼▼、20**）。しかしながら、病棟看護師に関しては、患者・家族を生活者として捉える看護師の意識改革の重要性や、退院支援に関する知識・技術の向上の必要性を強調するものがほとんどである。加えて、実際の病棟看護師による支援の様子が記述された研究も少なく症例報告に留まっている。これらのことから、病棟看護師による退院支援に関する研究は途上であると言える。

以上のことから本研究は、高度急性期機能や急性期機能の病床ではなく、治療の目途の立った患者が多く入院している回復期機能の内科系病棟に焦点を当て、その病棟に在籍する中堅看護師を研究対象とする。入院に伴って生じる患者や家族への弊害を最小限にし、患者・家族の望む退院や療養生活の実現に向けて、病棟の中堅看護師が日々どのような看護実践を行っているのか、病棟の中堅看護師だからこそ可能な働きかけとは何かを導くために、中堅看護師が退院に向けて患者や家族に行っている病棟看護師による病棟での退院支援の詳細を明らかにする必要があると考える。

す。それぞれの第 1 文と最後の結論を続けて読んでみると、「わが国の入院患者を取り巻く社会背景は年々変化している⇒ 2008 年の診療報酬の改定では、退院調整加算が新設され退院調整看護師の本格的な導入・設置が進んでいる⇒こうした政策の流れに伴い、患者・家族の望む退院を実現させるために、地域連携室や退院調整看護師が活躍している⇒さらに、退院調整看護師について

は、行動指標となる職務行動遂行能力評価尺度を示した研究がある⇒以上のことから本研究は…（中略）…病棟看護師による病棟での退院支援の詳細を明らかにする必要があると考える」となっています。結論の前までは退院調整看護師に着目するのかと思われるのに、結論では病棟看護師による退院支援の解明が必要だと述べられていて、面食らいます。各段落の冒頭の文が結論につながる中心的主張を述べていないのは、重大な問題です。

（2）「研究の背景」の記述の「型」を意識する

「研究の背景」の記述の展開（型）は、一般的には下の表 D2-1 のようになると考えられます。

まず、A で目的が簡潔に述べられます。「研究の目的」という項が先に設けられている場合は A の部分を書かなくてもよいでしょうが、「研究の背景」が最初の項であれば初めに短く目的を述べたほうが、その妥当性を立証しようとする「研究の背景」での議論を読み手が理解しやすくなるでしょう。B では、社会あるいは特定の業界などに由々しい問題が存在し、その解決のためにしかじかの努力がなされている、あるいは、なされていない、といった現状が述べられます。C では、ある程度の努力がなされているとしても解決へはまだ道半ばであり一歩前に進めるためにはこれこれの知識が必要である、といった、解決が求められている事態についての説明が行われます。C の導入部には「しかし」などの逆接の接続詞が典型的に出現し、ここで、研究課題に直結するよう問題が焦点化されるのです。最後の D の導入部に典型的に現れるのは、「そこで」という接続詞で、A で述べた目的がやや異なる表現で述べられます。

「研究の背景」として適切な文章を作成するには、この文章が研究目的の意義を示す役割をもっていることを念頭に置いてこの役割に適合する情報を選択し、それらを結論に真っすぐつながるよう配置しなければなりません。

本章でリバイズする、「病棟看護師による退院支援」という研究の目的（A）は、「病棟看護師による退院支援の実態の解明」ですよね。これが必要だと読み手を説得するために B では、「医療行政の変化によって退院支援の重要性が増した⇒国は診療報酬上の評価により退院調整看護師の配置を進めている」という現状を説明します。医療政策および日本の平均在院日数が長い理由などは、

表 D2-1　「研究の背景」の記述の展開（型）

A．本研究の目的の提示（目的の項が直前に設けられていない場合） B．社会全体、あるいは／および、関係分野（業界）に問題があることを説明する 〈しかし〉 C．問題状況の解決策を構築するために必要で、まだ明らかになっていない特定の知識を焦点化する 〈そこで〉 D．Cで特定化した（問題解決への必須要素である）知識を追究することを述べる（＝目的）

関連事項ではありますが退院支援との直接の関係は薄いですから、中心があいまいになってしまわないよう、軽く触れるか思いきって省くか、どちらかにすべきです。

　Cでは、「しかし、実は退院患者選定の多くを病棟看護師が担っていて、退院に向けての看護援助が十分でないことがあると指摘されていることでわかるように、支援の質が保証されていない」と、問題を焦点化します。もちろん、病棟看護師の退院支援のすべてに不備があるわけではなくむしろ優れた点もあるわけで、これは看護師である書き手としてはぜひ触れたいことでしょう。しかし、本研究の目的の妥当性を主張するためにより重要なのは、病棟看護師の退院に向けての看護援助が不十分な場合があるという問題のほうです。情報の重要度は、目的と全体の展開を念頭に置いて判断し、重要度が低い事柄は、先ほども言ったように、割愛するか、より重要な事柄の記述の付随事項だとわかるように述べなければ、論理の筋道が不明瞭になってしまいます。最後のDは、Aと同主旨で表現を少し変えたものになるでしょう。

　実は、原案の各段落にもそこで述べるべきことが出てはいるのですが、最も重要なことが目立つように書かれていないため、筋道が見えないのです。具体的な事実を提示するだけでなく、それらによって指し示そうとしている中心は何なのかを明瞭に言語化できるまで考え抜き、なるべく段落の冒頭近くに置かなければなりません。

　中心が絞られていないことから生じる瑕疵は、第3段落の記述にも見られます。段落冒頭に「こうした政策の流れに伴い、…（中略）…地域連携室や退院調整看護師が活躍している」と、連携室と退院調整看護師の重要性を述べるのがこの段落の主眼なのかと誤解させる文があり、その後は、「しかし……そのため……だが……しかし……加えて……しかし……このような理由から」と接続詞が次々に繰り出されます。逆接の接続詞が4つも含まれているのは情報が整理されていないことの明らかな証拠です。この段落を書くにあたり書き手は、「病棟看護師の退院支援には利点もある」「知識不足による問題が指摘されている」「病棟看護師は多忙で退院支援の実行には困難が伴う」「現実問題として病棟看護師が患者選定の多くを担っている」「経験年数の短い看護師でなく中堅看護師が退院支援において重要な位置づけにある」など、どれも重要だと感じられる多くの情報を盛り込もうと苦慮したのでしょう。しかし、頭の中にかく汗の量が少し足りなかったようです。筋の通った文章をつくるには「何を最も強く主張するのか」を考え抜くしかありません。

（3）接続詞は控えめかつ厳密に用いる

　　表現の問題もあります。1つは、接続詞の使用方法です。論文で接続詞を使用するなら、その用法に厳密に従わなければなりませんが、この文章には、先

に指摘した使いすぎという問題に加えて、用法に適合しない使用がいくつも見られます。例えば、第2段落の「そのため」は、前述の事柄の結果が述べられることを予告する接続詞ですが、ここでは、前述の事柄のさらに詳しい説明が続いています。つまり、「そのため」の前後の文は同じ事柄に言及しており、原因と結果の関係にはありません。第4段落冒頭の「さらに」は、同主旨の情報が累加されることを予告するのですが、第3と第4の段落の間にそうした関係は見いだせません。接続詞を論文で使用する際は、その論理的意味に適合する文脈で使用しなければなりません。日常語においては、接続詞が単なる「強め」や発話の間を埋めるための「つなぎ」として緩く使われることがしばしばありますから、研究論文を書く前には、学術的論述における接続詞の用法と日常的用法との違いを確認しておいたほうがよいでしょう。

（4）用語の選定に気を配る

　用語にも見直しが必要です。学術的文章では、カタカナ語や日常的な表現や比喩的な表現は避けられます。例えば、「（数値が）アップする」などは人口に膾炙しており誰にでも理解してもらえるのですが、論文の記述では「上昇する」「増加する」などとすべきです。この文章の中の「右肩上がりに」「シフトチェンジ」「ベッドサイドケア」「手薄になっている」などは使用しないほうがよいでしょう。

＊

　以上のような観察に基づいて文書 D2-2（次ページ）のようにリバイズしてみました。**太字**にしてある第1文だけ拾って読んでも大筋が伝わることに留意してください。

　本章でリバイズした文章の書き手が行おうとしていることは、看護実践の向上をめざす大変貴重な努力です。本来なら退院支援を行うための十分な人員を配置してから病院完結型医療から地域包括医療への移行が進められることが望ましいのでしょうが、現実的には、前と同じ人員で格段に複雑な退院支援を行わなければならなくなったわけで、現場に負担がかかって混乱が生じるだろうということは医療者でない者にもよくわかります。退院した患者が順調に治療生活に入れるように、退院支援としてすべきことを明確化し評価方法も作成すべきである、そのためにはまず現状を調べなければ……という書き手の問題意識は、極めて真っとうで、大変価値のあるものです。現場を知っているだけに気持ちが走って、あれもこれも言いたくなるのもよくわかります。しかし、ぐっとおなかに力を入れて言うべきことの中心を考え抜き、情報を整理して適切に配置し、研究成果を広く看護界の内外に伝えることのできる論文を書いていただきたく思います。

文書D2-2　リバイズ例

（序論：研究の背景）

　本研究は、病棟看護師の行う退院支援の質を保証し向上させていく方法の考案をめざして、病棟看護師による退院支援の実態を調査によって明らかにするものである。

　今日、退院支援を適切に行うことが極めて重要となっている。20**年に40兆円超となった医療費を抑制するため、国が従来の病院完結型医療から地域完結型医療への転換を推進しているからである。従来は一般的に、入院した患者は同じ病院の同じ病棟に病気が治癒するか病状が安定するまで滞在したが、この方式では入院が長期化する。他国の平均在院日数は、アメリカ6.1日、スウェーデン5.8日と1週間以下であるのに対し、日本は28.5日と極めて長く、病床の効率的利用が困難である。そこで、在院日数を短縮すべく、病状に応じて異なる病院や病床に入院し自宅を含めた地域で治療を行う方式が導入された。すなわち、患者はまず高度急性期・急性期の治療に特化した医療機関に入院するが、病状が安定すれば回復期機能病床や自宅近隣の病院へ転院するか、自宅に退院して、治療を継続するのである。この方式を機能させるためには、次の段階への移行を円滑に進めること、特に、まだ完了していない治療の継続を前提に自宅に戻る患者への退院支援を適切に行うことが、極めて重要である。

　退院支援を充実させるために、国は、診療報酬の調整と退院調整看護師の導入を進めている。診療報酬の面ではきめ細かな改善が継続的に行われ、並行して、退院調整看護師の配置が推奨されており、この看護師を中核として地域連携室を設置する病院も増えている。

　しかし、退院支援がもっぱら退院調整看護師や地域連携室によって担われている現場は少なく、退院患者選定の多くを病棟看護師が行っているのが現状であり（▽▽、20**）、退院に向けての看護援助が不十分な場合があると指摘されている（○○、20**）。病棟看護師は患者や家族の個別の条件や状態を熟知しているため病棟看護師による退院支援には利点も多々あるが、かかわる看護師個人の臨床経験や社会資源についての知識の量によっては十分な支援の提供が難しいことがある。現実問題として病棟看護師が通常業務の傍ら退院支援を行わざるを得ない状況があるならば、この業務を通常の看護業務実践の中に位置づけ、一定以上の質を保証する必要がある。

　病棟看護師による退院支援の質を保証し向上させていくうえで基本的な問題は、その実態が十分に解明されていないことである。病棟看護師による退院支援についての報告のほとんどは事例報告であって、体系的調査に基づく報告は管見の限り見られない。先行研究の中には、患者・家族を生活者として捉えるよう意識を改革することの重要性や退院支援に関する知識・技術を向上させる必要性を強調したものがあるが、努力の方向を示唆するに留まっている。支援の質を保証するには、具体的な職務内容を明確化し実践の評価基準を設定する必要がある。退院調整看護師の実践に対して提案されている評価基準（▼▼、20**）と同程度に明瞭な評価基準が、病棟看護師の退院支援についてもつくられなければならない。そのためには、まず、病棟看護師の退院支援業務の実態を知ることが不可欠である。

　そこで本研究は、病棟看護師によって行われている退院支援業務の内容を明確化することをめざす。退院支援に関与する可能性が高い回復期機能の内科病棟の中堅看護師を対象に、半構造化面接法を用いて、病棟看護師がどのような支援を行っているのかを調査し、結果に基づいて病棟で提供することが可能かつ必要な支援とは何であるかを探究する。

A
- 本研究の目的を提示した。

B
- 研究の背景となる諸事実を述べる前に、その社会状況を一文に集約した。
  - 「シフトチェンジ」を「転換」と改めた。
- 接続詞は適合する文脈での必要最低限の使用に留めた（以下すべて）。

- 問題解決への現行の対応を述べた。

- 現行の対応では困難や不都合があることを指摘し、本研究の主題を焦点化する土台を固めた。
  - 「手薄になっている」を「不十分な場合がある」と改めた。

C
- 研究課題を焦点化した。

D
- Aで述べた本研究の目的を再述した。

研究報告
——他者に有益な示唆を与えるために、頭の中で汗をかく

本章では、看護部の改革の結果を検証した研究報告（次ページの文書 D3-1）をリバイズします。まず、よりよい文章になるように改善点を指摘してください。続いて解説とともに筆者のリバイズ例をご覧ください。

（1）他者にとって有益な研究報告を

　現場で働く看護師が実践について学術的追究を行って結果を公表する機会は、今後ますます増えていくと予想されます。もしかしたら、「学術的とか研究とかちょっとウンザリ」という方もあるかもしれませんが、研究、特に、看護や教育といった分野の研究は、決して特別のことではなく、日々行っている業務と地続きのものです。

　研究とは、端的に言えば、失敗を繰り返さないための知恵やよりうまくいく方法を皆で協力して編み出し、次に伝えていく営為です。それなら、現場で日々行われていることではありませんか。もちろん、研究報告として発信するには、出勤時に普段着を多少きちんと見える格好に着替える程度の装いの変更は必要です。しかし、言うまでもなく、装いだけでは仕事になりません。論述も、いくら学術的体裁を備えていても、その専門分野の知恵の増大に貢献するのでなければ、研究報告とは言えません。ありきたりの事柄を立派な言葉でくるんだだけのものを研究だと勘違いしてはなりません。大切なのは、自分が得た、他者にとって有用だと信じられる観察を、環境を異にする人にも届けようとする意思です。

　原案（文書 D3-1）で報告されている組織改革、大変だったでしょうが、かかわった人たち、やりがいがあったでしょうね。報告者の方々の下で働く看護師になってみたいと思いました。この研究報告は多くの人に有益な示唆を与え得る、極めて価値の高いものだと思います。もし筆者が研究誌の査読者だったら、もちろん「採用」と判断しますが、掲載前にいささかの改良を求めるでしょう。より多くの人に裨益（ひえき）するためです。

将来構想を見据えた看護部組織変革

キーワード：変革、多職種連携、教育

○○○○・○○○○（X医療福祉センター）

【目的】

近年、新生児医療の進歩により、重症な新生児の救命が可能となった。高度な医療機器（人工呼吸器等）で生命を維持しながら在宅療養生活を送る超重症児・準超重症児が増えてきた。

Xセンターは、病床数○○○床と短期入所○○床の病院機能をもった児童福祉施設である。医療職、福祉職の多職種が協働している。病院機能を備えたセンターは超重症児・準超重症児の在宅生活を支える役割を担う。

20＊＊年6月に看護管理者となり、翌年度より人工呼吸器を装着した超重症児の在宅支援に対応できるよう体制を整えた。また、以前は対応できていなかった超重症児の入所も積極的に受けている。

5年間の取り組みを数値で振り返ることを目的とした。

【方法】

5年間の取り組みを記す。

1．センターの理念を明示：療育部の理念を再考し、掲示して全職員が認識できるようにした

2．受け持ち制導入：機能別看護を廃止し、看護師の責務について説明しながら進めた

3．業務改善：勤務開始時間の見直し、休憩時間の変更、勤務人員の変更

4．多職種チームの結成：医師、看護師、児童指導員、介護福祉士、保育士、心理士、薬剤師、リハビリ技師などで構成。テーマ別に問題解決

5．継続教育計画策定：教育担当課長を任命し教育委員会で検討し毎年見直し。経年教育として新規採用者研修、中堅スタッフ研修を企画実施。重症児を受ける前の技術研修、Z県ACLS研究会に参加しインストラクターを育成。センター外の研修にも積極的に参加し、日本看護協会の認定看護管理者研修も毎年1人ずつ受講

6．目標管理の導入：理念に沿った個人目標と、多くの職員へのさまざまな役割分担

7．実践発表の場を設定：センター内の実践発表会はもちろん、センター外への学会発表も支援

8．会議方法の見直し：タイムマネジメントと共有

9．課長への権限委譲：看護単位の自律性の向上

これらにより、超重症児を受けられる体制がとれた。また、リハビリをはじめとする多職種連携が強化され、利用者の機能低下、重症化のスピードが緩やかになったという意見がきかれるようになった。

そこで、次に記す6点を単純集計し、比較することで5年間の取り組みを振り返る。

1．入所者のうち超重症児・準超重症児の占める割合

2．短期入所の実利用者数とそのうち超重症児の数

3．入所者の健康度の評価として他院受診の数

4．看取り件数

5．離職率

6．センター外での事例発表数（学会・研究会）

【倫理的配慮】

入所者や短期入所利用者の個人は特定されない。センターの倫理委員会に報告して了承されている。

【結果】

6項目の単純集計の結果を下記に記す。

		20＊＊年度	20＊＊＋5年度
1	超重症児・準超重症児の占める割合	0.7%	11.8%
2	短期入所の実利用者数（超重症児）	14(0)人 (20＊＊年4月)	58人(10人) (20＊＊＋5年4月)
3	他院受診の数	209件	158件
4	看取り件数	0件	4件（4年間で）
5	離職率	17%	3.4%
6	学会発表数	0件	7件

【考察】

組織は常に変化を求められている。まず現状分析して、自分自身と課長（師長）が危機感をもつことから始めた。超重症児を受け入れるための戦略の1つが、呼吸器管理のできる教育課長の配置であった。結果1、2のようになった。自施設では対応できない疾患の場合は他の急性期病院に搬送する。以前は病状変化があれば近くの急性期病院に搬送していた。現在は看護の観察で予測し、早めに対処することで肺炎は搬送せず自施設で治療している。また、回復の見込みのない入所者は看取りを行っている。これらが結果3、4の数値である。そして、結果5、6の数値が得られた。

文献1は、常に変化している環境下では変革の必要性を述べている。変革に必要なのがリーダーシップで、変革は8段階のプロセスによって実行していくのが望ましいとされる[1]。第1ステップである「危機意識を高める」ことから始め6段階である「短期的な成果を生む」ことができ、7段階である「さらなる変革を進める」ことができた。結果は数字になって表れた。今後、8段階の「文化として根づかせること」、そしてさらなる変革の見直しが課題となる。

【結論】

5年間の取り組みは効果があった。現状に満足せず、入所者、そして地域の重症児者、そして何よりも職員がやりがいをもって働ける環境を構築していきたい。

【引用文献】

1）（省略）

（2）多くの人に伝えるための体裁を

1）多数の項目は意味によりまとめる

　まず、【方法】において、「取り組み」と「比較評価の観点」の、多数の項目の羅列を何とかしたいものです。こんなに次々と並べられては、読み手の多くは頭がごちゃごちゃして、全体像を十分に把握しきれないでしょう。そもそも、列挙した項目が多いときは、「これらは本当に相互に同等でかつ独立しているか？　1から9というより、Aの1・2・3、Bの1・2、Cの1・2……といった具合に、いくつかの群にまとめられるのではないか？」と考えてみるべきです。では、まとめるときに必要なことは？……はい、お察しのとおり、まとめるにはその群のラベルが、つまり、個々の事実にメタ的な意味づけをすることが、必要です。原案では、「組織の実践能力の向上」という究極の目的は掲げられ、実際に行った「取り組み」も詳述されていますが、その中間の概念、つまり、下（事実）から見れば個々の取り組みの「方向性」、上（目的）から見れば「課題を構成する諸要素」が示されていません。

　それぞれの取り組みが課題のどの側面に働きかけるよう意図されているか、経験豊かな読み手なら説明されなくても直感的に把握できるでしょうが、説明さえあれば、経験が乏しい読み手も、勘の悪い読み手も、9つの取り組みを、断片の寄せ集めとしてではなく、課題を分節し統合した全体として眺めることが可能になり、この研究の貢献度は格段に上がります。同様に、比較評価の項目も、意味づけがあれば指標としての妥当性が読み手に明らかになります。

2）研究方針や判断の妥当性を支持するために文献引用を行う

　「取り組み」が意味づけされていないため、【考察】の部分も残念なことになっています。文献の引用が大きな分量を占めていますが、これがこの論考においてどのような役割を果たしているのか、ピンときません。「なぜ、制限された字数の中で他人の文献の内容を長々と紹介する必要があるの？」と筆者は思ってしまいました。文献引用はそもそも、自分の研究において立てた方針や下した判断の妥当性を支持するために行うものです。それぞれが扱っている事実は違いますから、支持できるのは、事実そのものというより、依拠した原則や方針の選択の妥当性です。原案では、取り組みの方針が明確化されていないため、引用がその妥当性を裏づけているということが読み手に伝わりません。ああ、モッタイナイ！

＊

　リバイズ例（p.155の文書D3-2）では、【方法】における9つの取り組みを、「組織の目標の明確化と発信」という**職員の理解**に働きかける群、「個々人の当事者意識深化と実践活発化の促進」という**職員の行動**に働きかける群、「労働環境の改善」という**環境整備**の群に分類しました。比較評価のための6つの指

標は、「超重症児・準超重症児への対応能力の変化を評価するもの」と「職員の意欲を評価するもの」と意味づけました。

【考察】では、引用部分を圧縮し、取り組みの方向性との関連性を述べて研究の妥当性を裏づけていることを示しました。

【目的】の部分は、冒頭で研究の全体像を、次いで、背景と解決を待つ問題点を述べ、「そこで」を挟んで研究目的を示して締めくくる、という定番の形に整えました。

表現については、省略しないほうがよい主語や目的語を補い、並列される各項目の形式をそろえ、厳密に述べることが必要な学術的文章では使用されない体言止めを改めました。リバイズの前と後を詳細に比較してみてください。

（3）事実のもつ意味の言語化を

実践報告や事例報告において最も重要なことは、「行ったこと・起こったこと・結果」などの事実を提示するだけでなく、個々の事実がもつ意味を言語化して示すことです。個々の事実は一回性のものですが、事実を意味づけしていく努力が積み重なれば、課題を分節する方法や実践の諸要素を認識する方法についての知識が徐々に精緻化され、当該の分野の財産となり、現場での実践の道標となります。意味を言語化するには、示そうとする対象の有り様を考え抜いて、考えれば考えるほどあれもこれもある……と思えるところを、あえて核心だけに絞り、多くの人に伝わる文言に落とし込む……こんなこと、ちゃっちゃとできるはずはありません。しかし、ここで頭の中に汗をかくことが、研究者としての責任、「職場に行く格好に着替える」ことなのです。せっかくの貴重な経験を自分だけのものにしておかず、多くの人への贈り物として届けてください。

文書D3-2　リバイズ例

重症児対応能力向上を目指す看護部組織改革の効果の検証
キーワード：超重症児・準超重症児、在宅療養、組織改革、当事者意識、労働環境
○○○○・○○○○（X医療福祉センター）

【目的】

　本稿の目的は、X医療福祉センター（以下、Xセンターと略）において、超重症児・準超重症児への十分な対応を可能にする体制の整備を目標に20**年以来5年間にわたって行った組織改革の成果を検証することである。

　近年、新生児医療の進歩によって重症の新生児の救命が可能となり、多くの超重症児・準超重症児が人工呼吸器等の高度の医療機器によって生命を維持しつつ在宅療養生活を送っている。Xセンターは、医療職から福祉職まで多職種が協働する、病床○○○床と短期入所○○床の病院機能を備えた児童福祉施設であり、超重症児・準超重症児の在宅生活への支援が期待されている。しかし、筆頭筆者が看護管理者となった20**年には、この要求に十分に応えられていなかった。そこで、翌年度から、重症児への対応能力の獲得と向上をめざして組織改革に着手した。

【方法】

　改革の具体的努力と検証のための項目を示す。まず、改革のために行った試みの方向は、A）組織の目標の明確化と発信、B）個々人の当事者意識深化と実践活発化の促進、C）労働環境の改善に大別される。

　A）の試みは次の2つである。A1：従来の「療育部の理念」を見直して「Xセンターの理念」を新たに定め、全職員が恒常的に目にする場に掲示した。A2：継続教育計画を策定し実行した。教育担当課長を任命し、Xセンター内で新規採用者研修・中堅スタッフ研修・重症児対応技術研修を企画して実施し、毎年、教育委員会で内容と方法を見直した。併せて、Z県ACLS研究会や日本看護協会認定看護管理者研修などの外部の研修活動への参加を奨励した。

　B）としては、個々人の目標認識および成果の実感を強化すべく、以下の5つを行った。B1：従来の「機能別看護」を止め、受け持ち制を導入した。新制度導入に際しては看護師の責務についての丁寧な説明を提供した。B2：多職種チームを結成し、チームごとに主題を定めて問題解決に当たることとした。成員は、医師、看護師、児童指導員、介護福祉士、保育士、心理士、薬剤師、リハビリ技師等である。B3：自己目標の設定と成果の自己評価を行った。理念に基づいて個人が自分の目標を定め、チームでの役割を明確化し、目標に基づいて実践を自己評価した。B4：成果公表の機会を広げた。Xセンター内で実践成果発表会を実施し、かつ、学会発表等の活動を支援した。B5：課長に権限を移譲し、看護単位の自律性の向上を図った。

　C）のために行ったことは2つである。C1：業務遂行方法を見直した。勤務開始時間、休憩時間を変更し、勤務人員を必要に応じて増減した。C2：会議方法を変更した。時間短縮と情報共有の能率化を図った。

　結果の検証は下の6項目の数値によって行った。1～4は超重症児・準超重症児への対応能力、5～6は職員の意欲に関する指標である。

1．入所者のうち超重症児・準超重症児の占める割合
2．短期入所の実利用者数とそのうち超重症児の数
3．入所者の他院受診の数（健康度の指標として）
4．看取り件数
5．離職率
6．Xセンター外での事例発表数（学会・研究会）

【倫理的配慮】

　検証手続きはXセンター倫理委員会の審査を受けた。入所者や利用者が特定されないよう厳重に注意した。

【結果】

　6項目の単純集計の結果を表1に示した。「減少」が望ましい「3、5」は減少し、他の項目は増加した。すなわち、全項目について改善が見られた。

表1　改革開始前と開始後4年経過後の変化

		20**年度	20**＋5年度
1	超重症児・準超重症児の占める割合	0.7%	11.8%
2	短期入所の実利用者数（超重症児）	14（0）人（20**年4月）	58人（10人）（20**＋5年4月）
3	他院受診の数	209件	158件
4	看取り件数	0件	4件（4年間で）
5	離職率	17%	3.4%
6	学会発表数	0件	7件

【考察】

　組織改革の方法を示す文献1では、組織機能の維持と向上には恒常的変革が必要で、その実現には適切なリーダーシップの発揮が不可欠であって、「危機意識を高めること」と「短期的成果を生むこと」が有効と指摘されている。

　Xセンターでの改革の経過は、まさに、この指摘と符合している。筆者と課長（師長）が危機感を共有することから始まって、この意識を職員全体に広げ、職員に努力の方向を示し、結果を定期的に可視化したことが、組織としての実践の向上が数値に表れる結果につながった。超重症児受け入れ数が増加し、利用者の機能低下・重症化の速度の減少が観察されただけでなく、患者の変化を予測し早期に対処できるようになったため救急病院等への移送数が減少し、看取りもXセンターで行うことが増えた。

【結論】

　改革は効果的であったと判断される。今後の課題は、この結果をXセンターの「文化として根づかせ」[1]、職員の士気を高く保つ職場環境を維持することである。

【引用文献】
1）（省略）

改善点

● 研究の目的と研究行動を明示した。

● 研究の構成概念を具体的に示すキーワードを掲げた。

● 冒頭で研究の全体像を、次いで背景と問題点を、「そこで」を挟んで研究目的を述べる形に修正した。

● 審査機関の名称を具体的に示した。

● 結果の各項目の意義を明示した。

● 5年間に行った9つの取り組みをA）、B）、C）の群に分類した。比較評価のための6つの指標を「超重症児・準重症児への対応能力の変化を評価するもの」と「職員の意欲を評価するもの」と意味づけた。表現については、省略しないほうがよい主語や目的語を補い、並列される各項目の形式をそろえた（以下の項目も）。

● 数値の増減のもつ意味を示した。

● 引用部分を圧縮し、「取り組み」の方向性との関連性を述べて研究の妥当性を裏づけていることを示した。

● 研究質問（研究の問い）への答えを短く述べ、今後については「決意」ではなく「課題」を述べた。

実践報告
──他者への贈り物として書く

本章では、看護部の勤務体制を変更して超過勤務時間を減少させた実践報告をリバイズします。原案（文書 D4-1）を読んで改善の方向を考えた後、筆者のリバイズ例をご覧ください。

（1）研究活動の目的とは

　看護研究が盛んに行われるようになりました。日々の業務に忙殺され研究どころではないという方もありましょうが、看護という実践的分野の研究の主役は研究・教育機関専属の人々ではなく現場の人々なのです。「しかたない……」と皆があきらめている困難を軽減し、「すごい！」と誰もが驚く変化を起こすきっかけは、現場にあって発見されるのを待っています。

　本章でリバイズを試みるのは、勤務体制を変更して超過勤務時間を減少させた実践を報告する文章です。改善策を練る前に、そもそも、実践報告、あるいは、その前提となる研究活動をなぜ行うのか、その究極の目的は何なのか、考えてみたいと思います。

　大規模病院の研究発表会に何度か出席した経験から申しますと、偏見かもしれませんが、実践報告では素晴らしい成果を上げたと報告することが必須だと考えている方が多いようです。もちろん、優れた成果を報告できればうれしいですが、大した成果の上がらなかった試みや失敗を報告することにも、研究としては大きな意味があるのです。ただし、その事例限定の事実の表層的な記述に留まらず、一般化された知見、少なくとも一般化を志向する知見が取り出されているならば、という条件つきですが。よしあしにかかわらず、慎重に行った試みから生じた結果であれば、そこに至った要因に関する観察と緻密な考察を提示することは、共通の目的に向かって努力している他の人々に大きな示唆を与えます。……ご承知のとおり、研究の目的は、他の場でこれから行われる試みが少しでもうまくいくように、少なくとも自分がつまずいたところで他の人がつまずかないように、自分が発見した知恵を他者に提供することなのです。だからこそ報告は、読む人がとまどいを感じずどんどん読み進みたくなるように、すっきりと書かなければなりません。

　では、文書 D4-1 を、他の部署や機関の人々に役立つ知見が含まれているか、他の人に伝わりやすい形で提示されているかを考えつつ、読んでみてください。

Ⅰ　課題へ取り組んだ動機

　X 病棟の超過勤務が、8 月の全体平均が 1.59 時間であった。またリーダーの超過勤務時間は 2.24 時間と多かった。そのため超過勤務を減らすことのできる勤務体制を検討したいと考えた。

Ⅱ　取り組みの実際

　問題解決に向けて、情報収集を行った。1 週間リーダー看護師・受け持ち看護師の 1 日の流れを記載してもらい、どの業務にどの程度時間がかかっているかを調査した。またどのような業務が時間外に残っているのかを記載してもらった。結果として時間内は患者とかかわる直接的なケアの時間が大半を占めており、記録を行う時間は 1.5 時間ほどしかないことがわかった。そのため時間外に残っている業務も記録が多かった。そのほか出棟や清潔ケアに 30 分から 1 時間程度、術後の面板交換に記録を含めて 1 時間、C 管理の患者の薬セットにも多くの時間を要していることがわかった。

　リーダー看護師の 1 日の流れの特徴としては午前中に患者の記録監査や指示受けを時間に余裕をもって行えているが、14 時以降になると入院の指示受けや翌日のワークシートの準備など業務が過度に増えている傾向がわかった。また午前中にカルテ監査や指示受けが行えなかった場合は、午後に業務がシフトされ、超過勤務となる傾向にあった。リーダー看護師にブリーフィングの際の業務采配の方法についてアンケートを行った際は、受け持ちスタッフが多重業務や対応しきれない業務をリーダーが代わりに実施しているという結果もあった。リーダー看護師の経験年数が超過勤務に関係することも考えられたため調査したが、関係性は見られなかった。

　上記の結果から“記録の時間が確保できる”を切り口とし、ロジックツリー、ビジネスプロセスを使用し解決策を検討した。実施可能な解決策としては、①移行できる業務をフリーのスタッフへ依頼すること、②面板交換の知識の充実、③内服レベルの定期評価日の設定が挙がった。そこでリーダー看護師の午後の業務負担の軽減と 16 時以降に出た指示を受けること、日勤受け持ち看護師の委託できる時間外業務を引き継ぐこと等のタスクシフトを円滑に行うことを役割とした I 勤務 1 名を配置した。その結果、10 月（I 勤務配置後）の超過勤務は全体平均が 0.30 時間、リーダー看護師が 0.37 時間、受け持ち看護師が 0.25 時間と 8 月と比較して 1.2 時間ほど短縮することができた。

Ⅲ　考察

　受け持ち看護師は 1 日の流れ調査より記録を時間内に行えていなかった。時間外に記録が残っているため、勤務中に記録を行う時間が確保できることが必要であると考察した。清潔ケアや移送などをフリーに委託することで記録の時間が確保できると考えた。またフリーの看護師を有効的に使えるようブリーフィング時の業務采配を第一にフリーに委託するのではなく、受け持ち看護師間で采配を検討してもらう必要があると考えた。リーダー看護師の超過勤務に関しては、ブリーフィングの際にリーダーが受け持ちの業務を抱えることは優先度を下げてもらう必要があると考えた。また医師指示が 15 時以降に多く出ることや、準夜帯リーダーへの指示の引き継ぎがスムーズにいかないことも超過勤務の原因となっているため、I 勤務を配置することで日勤帯から準夜帯に跨ぐ勤務時間を活かすことができ、スムーズな引き継ぎや受け持ち看護師の記録時間の確保にもつながると考えた。

（1,387 字）

（2）この実践が他に与える意味を提示する

　うーむ、ザンネーン！　素晴らしい成果を上げたのだから、もう少しスカッと伝わるようにならないかなあ……。大きい問題は２つです。１つは、成果が明らかに見えるよう示されていないこと、もう１つは、この実践が他に与える意味が取り出されていないことです。

1）冒頭で実践の価値をアピールする

　研究報告は多くの人に読まれなければ意味がありませんから、一見して「おおっ、この結果はすごい、詳しく知りたい！」と思ってもらうことが重要です。そのためには、冒頭に「要旨（summary）」を置いて活動の概要を伝え、かつ、価値をアピールしなければなりません。「目的・方法・結果・考察」にあたる情報をかいつまんで述べ、成果を明示しましょう。

　原案ではせっかくの成果が文章後半まで示されず、しかも、筆者のような鈍い読者には数値の意味がすぐにはピンと来ません。「減って0.3時間になった、減った量が1.2時間……ということは、ええっ、すごい減り幅！」と頭の中で計算してみてやっとわかるのです。しかし、「8割減少した」と書いてあれば、「すごい！」とすぐにわかります。

2）他の事例にも応用可能な示唆を抽出して提示する

　「つかみ」で読者を惹きつけたら、ちゃんと「贈り物」をあげなければなりません。先行の優れた実践の何が参考になるかといえば、それは、「方法」です。極端な言い方をすれば、「結果」は当該の状況でのみ成立した一回性のものですが、「方法」に関する情報は利用できます。厳密に言えば、方法も現場や対象が違えばまったく同じことはできないのですが、方法を組み立てるための「方針」は踏襲できます。実践報告では、行ったこと、起こったことの全過程を俯瞰して事実を意味づけ・分類し、他の事例にも応用可能性のある示唆を抽出して提示することが求められます。

　原案では、「動機」の次の節は「取り組みの実際」となっていて、判明したことや行ったことが漫然と羅列されており、本実践の実際を正確に伝えるために情報を構造化する努力が不足しています。それが端的に表れている箇所を挙げるとすれば、まず、「そこで」の前後の記述です。「そこで」は事情や検討に鑑みてとった行動を述べる際の決まり文句で、その前には当該の行動の妥当性を立証する事柄が提示されます。原案では「そこで」の後に書かれているのは「Ｉ勤務１名を配置した」、つまり、とった行動で、これは「そこで」の指定する流れに合致しています。しかし、前の①②③は、妥当性の説明としては、はあ？と首を傾げたくなります。私は、初めてここを読んだとき、「そこで」の文脈指定に基づいて解釈したため、他の劣った「実施可能な解決策」との比較によってＩ勤務配置の妥当性を示そうとしたのかなあ……と思い、①②③が実行され

た取り組みだとはまったく気づきませんでした。接続詞が文脈を指定する力は
このような誤解を招くほど強いのです。

　もう1つ、努力不足の例を挙げるなら、「"記録の時間が確保できる"を切り
口とし……」です。記録時間確保に目標を定めたことは本実践の要といえる主
体的判断であったのですから、「切り口」といった比喩的表現でなく、「目標」
あるいは「介入のターゲット」など、具体的で意味の明瞭な語を用いるべきで
す。

　本実践で行った諸活動を整理してみますと、本調査（実験的実践）は「介入
の決定とその結果」であって、1日の業務を記述してもらった、アンケート調
査もした、といった部分は予備調査です。これを認識すれば、実践の各段階の
行動とその論理的つながりを示すことは難しくありません。予備調査について
は、調査の目的と方法と結果を述べます。結果は、2タイプの看護師について
の結果を分けて提示し、各まとまりの始めには「看板文*」を置きます。続いて、
記録作成時間の確保が重点目標だと判断されたことを述べ、ここで「そこで」
の出番が来ます。「〇〇が課題であると考えられた。そこで、解決方法を検討し、
××や△△を行うことにした」という流れになるでしょう。その後は、介入を
実施した結果を述べるだけです。

3）考察では他の人々への「贈り物」を述べる

　最後の「考察」ですが、ここでは何を述べればよいでしょうか。考察の役割は、
実験や調査などを行って得られた結果を検討し、それが示唆する「メタ」な意
味を認識して提示したり、今後の課題を見いだしたりすることです。本実践が
他の人々への「贈り物」として差し出せるものは何でしょうか？

　原案では、委託可能な業務の委託・作業効率化への努力・I勤務配置という
介入方法を選ぶまでに考えたことが述べられていますが、これらを述べる必然
性は少ないと感じます。述べるなら前節の介入方法を提示するところで述べる
べきですが、至極真っとうで直線的な推論ですから、これに紙幅をとるより、
本実践の成功を招き寄せた要因を考え抜いて提示していただきたく思います。

　筆者は、いろいろあった超過勤務の要因の中から「記録作成時間」に的を絞っ
たことの意義は大きく、他者への助けになると思いました。というのも、状況
を改善しようとしたらあれこれ課題が見えてきて、1つや2つに手をつけても
焼け石に水のように思われ、あ〜、どうすればいいの……と立ちすくんでしま
うということ、ありますよね。そんなときに的を絞った対応が奏功したと知れ
ば、「そうか、何もかも一度に解決しなくてもいいのかも！」と、膠着状態を
打破する方向へ踏み出せるかもしれません。

　以上のような観察に基づいて文書 D4-2 のようにリバイズしてみました。始
めに概要を付けましたが、字数は少し減りました。

*
p.29 参照。

文書 D4-2　リバイズ例

Ⅰ　実践の概要

　X病棟の超過勤務時間が、20＊＊年8月時点で平均1.59時間、リーダー看護師（以後、リーダー）では2.24時間で、削減が必要と考えられたため、予備調査に基づいて勤務体制に介入した。リーダーと受け持ち看護師（以後、受け持ち）の業務内容と時間を調査した結果、勤務時間内に記録を作成する時間を確保することが重要と考えられた。そこで、受け持ちでない看護師の有効活用といくつかの業務の効率化を推進するとともに、16時以降の医師の指示への対応と日勤受け持ちが持ち越した業務を担当するⅠ勤務看護師1名を配置した結果、10月の超過勤務時間は平均0.30時間、リーダー0.37時間、すなわち8月比19％、16％へと、大幅に減少した。

Ⅱ　調査と介入

　受け持ち〇名とリーダー〇名に1日の業務内容と所用時間ならびに持ち越した業務の内容を1週間記録するよう依頼し、リーダーには業務采配方法に関する質問紙調査を併せて実施して、超過勤務を誘発する要因を探究した。

　受け持ちでは、記録業務が超過勤務を誘発していた。勤務時間の大半は患者への直接的ケアが占めており、記録業務は約1.5時間で、これが頻繁に時間外に持ち越されていた。そのほか、出棟や清潔ケアに0.5～1時間、術後の面板交換に記録を含めて1時間、C管理の患者用の薬セット作成にも長い時間が費やされていた。

　リーダーでは、午後の業務集中が超過勤務をもたらしていた。午前は円滑に推移しているが、午後は、14時以降に入院の指示受けや翌日のワークシートの準備が集中し、午前から持ち越されたカルテ監査や指示受けの処理のため準夜帯リーダーへの引き継ぎの時間が圧迫されていた。また、受け持ちの残した業務をたびたび代行しており、超過勤務を増加させていた。なお、リーダーの経験年数と超過勤務時間数の間に相関はなかった。

　上記の調査結果をもとに検討した結果、超過勤務を減らすには記録作成時間を勤務時間内に確保することが重要と考えられた。そこで、これを目標と定め、ロジックツリーとビジネスプロセスを用いて方策を検討した。委託可能な業務を特定して受け持ちでない看護師に委託し、面板交換に関する知識を増やし内服レベル定期評価日を設定してこれらの業務の効率化を図った。加えて、16時以降の指示受けと日勤受け持ちが時間内に終了しなかった業務を主担当とするⅠ勤務1名を配置した。

　10月から上記の介入を行った結果、10月の超過勤務時間は平均で0.30時間、リーダーでは0.37時間と、8月比でそれぞれ19％、16％に減少した。

Ⅲ　考察

　超過勤務時間減少をめざした今回の実践では、超過勤務につながる複数の要因の中から記録作成を勤務時間に収めることを目標と定め、この達成に資すると考えられた措置を行い、所期の目的を達成した。この結果から、問題要因が複数ある場合には重大な要因に絞って介入することが有効である可能性が示唆された。

　健全な勤務状況を保持するには、記録時間確保の努力を継続する一方で、記録時間そのものを短縮する努力も必要と考えられる。時間がかかる背景には、記録作成の技能が十分に獲得されていない、記録作成を援助する資料や器機が整備されていないといった事情があるかもしれない。今後この点について検証することが望まれる。

（1,355 字）

改善点

- 第1文で、課題と研究行動の概略を示した。

- 事情を説明し、「そこで」を置いて、とった対策を示した。
- ％で減少幅を明示して成果を強調した。

- 予備調査と本調査の内容を示唆するラベルを付けた。
- 質問紙調査を含め、行った調査をまとめて提示した。

- 受け持ち看護師に関して看板文（p.29参照）に要点を示し、その後に詳細を述べた。

- リーダー看護師に関して看板文に要点を示し、その後に詳細を述べた。

- 介入の目標と方法を述べた。

- 3つの行動を「業務の効率化」というラベル（p.54参照）でまとめた。

- 本調査の結果を述べ、％の数値で成果の大きさを示した。

- 本実践の結果から得られる示唆を述べた。

- 今後の課題を示した。

＊

　看護実践改善への糸口を発見し、対応を考案して効果を検証する機会はすべ
ての看護師に開かれており、看護師の重要な仕事の1つといえます。以前、あ
る看護師さんが「私のしたことは単なる職場改善で、研究とは言えません」と
おっしゃったことがありますが、筆者はこれには賛同できません。職場改善の
努力は看護の質を高めるにはどうすればよいかという問いかけであり、立派な
看護研究と言えます。自分の周りの狭い範囲の観察と分析から始めて、結果を
より広い範囲に位置づけて眺め、一般化への努力を積み重ねていくことは、看
護に限らず実践的な学問分野全般において基本的かつ重要な研究方法です。ひ
とつひとつの実践は一回性のものですが、そこから抽出された知見は他への示
唆となり、少しずつ重なっていけば適応範囲や条件が明確化されて信頼できる
知識となります。今後ますます多くの研究が行われ、成果が発信されることが
望まれます。

　貴重な資料をご提供くださいました方々に厚く御礼申し上げます。皆様のご
活躍と看護界のさらなる発展を祈りつつ、Part 2 を終わります。

書く技能って、どう伸びる？

文学的な文章はともかく、実務的文章を書く技能は、誰でも努力すればある程度は身につくものです。しかし、例えば「パワーポイントを使ってスライドをつくる」といった技能を習得する場合と違い、「図形を挿入するには、始めにこれ、次にあれをクリック」というような明確に把握できる学習対象がありません。「めでたく免許皆伝！」と言える到達点がどこなのかも決められません。「書く技能って、何時間ぐらい勉強すれば身に付くものですか？」と訊かれてもお答えのしようがありません。

多くの学生と接してその文章の精緻化を支援してきた私としては、おおよそ、下のような段階があると思っています。

> 段階Ⅰ：支援者に指摘された事柄を修正する
>   段階
> 段階Ⅱ：支援者に指摘された事柄だけでなく、
>   それと同類のことを修正する段階
> 段階Ⅲ：指摘された事柄や自分で発見した問
>   題点から推察されるより根本的な問
>   題点を探索し、その問題点を改善す
>   る方法を考案し試行する段階

言うまでもなく、段階Ⅲに至れば支援者がいなくても自分で技能を向上させていくことができます。しかし、初めからこの段階にある人は極めて少なく、段階Ⅰから段階Ⅱ、Ⅲと順調に進む人も多くはありません。大半の人は段階Ⅰ、Ⅱを行ったり戻ったりしながら、徐々に力を伸ばしていきます。

上のような学習段階の存在を学習者は知っておいたほうがいいと思います。支援者に指摘された点を直せば完成だ、と安直な期待を持たず、まだ雲で隠れているが頂上はあの辺にあるんだと思いつつ努力したほうが、確実に進歩するものです。「前回言われたことを全部直して見せに行ったら、また違うことを言われた！」と苛立ってエネルギーを浪費することもなくなるでしょう。言い訳のようですが、支援する側からすると、指摘した点が全部修正されたら別の問題が見えてきた、というのはままあることで、これに理不尽だと腹を立てるのは生産的ではありません。

支援者の側も、学習者は上のような段階をたどるものなのだ、ⅠからⅡへ、ⅡからⅢへとささっと進むことはむしろ珍しいぐらいなのだと、ぜひ、知っておくべきです。段階Ⅰで足踏みする人が珍しくないと承知していれば、「どうして指摘された点と同じミスがすぐ傍にあるのに直さないかなぁ」と苛立つこともありません。言われたことをチャチャッと直してその先を考えない人より、鈍重だと思えるぐらいひとつひとつを直すのに時間がかかる人のほうが、最終的には深い考察や巧みな表現ができるようになるかもしれません。

書く技能とはどのようなものか、どのように伸びるものか、時々考えてみて、学習過程を巨視的に捉えようとすることは、確実に、書く技能の向上とその支援技能の向上に役立ちます。

活用できる書式例・資料

書式例

施設内文書：提案書（例）

20**年*月*日

所属：○○○○
氏名：○○○○

○○○○○のための提案

表題の件について、下記のとおり提案いたします。ご検討よろしくお願いいたします。

記

1. 現状と課題

例
現在、…………は、………………………………となっている。
…………………のために、…………………しなければならない。

2. 改善提案と目標

例
上記の課題について、……を………することによって、………………改善を図りたい。
20**年*月までに、……することを目標とする。

3. 具体的な方法・スケジュール・予算

例
① 20**年*月〜*月にかけて……する（担当○名）。
② 20**年*月に……する（担当○名）。
③ 20**年*月に……する（担当○名）。
・予算など：○○の経費として○○円が必要となる。

4. 本提案の利点

5. その他

例 添付にて○○○○○○を提出。

以上

● 読み手が必要とする情報を、1枚で簡潔にまとめる。必要な資料は添付する。

● 題目では内容を端的に示す。

● 現状（事実）と課題（あるべき姿と現状のギャップ）を簡潔に（できれば定量的に）記載する。

● 現状を改善するための対策の概要を記載する。

● 改善策の目標（可能ならば数値化）を設定する。

● 誰が何をどのように行うか、想定スケジュール・予算とともに記載する。

● 提案の利点（妥当性、実行しやすさ、経済性、波及効果等）を述べる。予想される弱点があれば述べ、しかし、利点のほうが勝ると述べる。

● 添付資料などがあれば、そのことを書いておく。

対外文書：依頼書（例）

令和＊＊年＊月＊日

（組織名）株式会社○○○○
（部署名・役職）○○○ ○○
○○○○様

（組織名）○○病院
（部署名・役職）看護部 ○○○○
○○○○
〒○○○-○○　○○県○○市○○町○番○号
Tel：○○○-○○○-○○○○
Fax：○○○-○○○-○○○○
Mail: ○○@○○.or.jp

ご講演のお願い

拝啓　○○の候、ご清栄のこととお慶び申し上げます。
　突然お便りを差し上げる失礼をお許しください。○○病院看護部教育担当の○○○○と申します。実は○○○○先生に当病院の看護師を対象に○○○○（主題）についてご講演を賜りたく、ご連絡申し上げた次第です。
　当院では、看護師の研鑽の一助として年間3〜5回、講演会を開催しております。○○○といった事例が多発している昨今、○○○○の重要性がますます高まっており、この分野において貴重な実績を重ねていらっしゃる○○○○先生のお話をうかがうことができれば、当院の看護師たちにとって大きな励みになることと存じます。ご多用中恐縮ですが、何卒ご高配を賜りますようお願い申し上げます。
　開催要領は下記のように予定しておりますが、日程等は変更可能です。ご承諾いただけましたら、詳細についてはご相談させていただきたく存じます。

敬具

記

日時（予定）：令和＊＊年＊月＊日　○時〜○時（変更可能）
対象：当院看護師○名前後
会場：当院○○ホール
講演題名：「（仮題）○○○○」（変更可能）
資料：PPT資料・配布資料等があれば大変幸甚に存じます。恐れ入りますが、ご講演3日前までにお送りください。
謝礼：＊＊＊＊円
交通費：実費
（最寄りのX駅までの公共料金とX駅から当院までのタクシー代往復）

以上

● 発信年月日を記載する。
● 宛先の会社名等は正式名称を記載する。

● 連名で差し出すときは上位役職者名を上に置く。

● 返事する方法（連絡先）を、できれば複数、明示する。

● 最低限のあいさつの後、すぐに用件を述べる。

● 具体的状況など、相手が、なぜ自分に依頼されているかを不審に思わず、積極的になれるような背景情報を述べる。

● 相手都合を最大限優先する姿勢を明示する。

● 別記：必要情報をもらさず、明確に示す。

自己アピール：研修受講動機（例）

（氏名）○○○○

受講動機

〔序〕（まとめ）

例：私が○○研修を受講したく思うのは、（<u>このような問題がある／このような点を改善したい／こうした面で進歩したいなど</u>）からです。
☆☆☆を学んで、受講後に、★★★していこうと思います。

- 背景から述べずに、要点を先に述べる（先に背景やエピソードなどを述べると冗漫な自己説明になりやすい）。
- 現状の問題の核と、目標を述べる。

〔本体〕（説明）

序で述べた、＿＿＿、☆☆☆、★★★を具体的に説明する。

- ・今の自分／部署／看護／医療……に不足していると思うこと、それを具体的に示すエピソード、データなど。
- ・将来の自分／部署／看護／医療……に必要になると思うこと。その目的意識の妥当性を示すエピソード、データ、説明など。

- ありがちな一般論は避け実体験や自分の見解を自分の言葉で述べると、読み手に深い印象を与えることができる。

〔結〕（決意表明）

この研修への期待と学習への固い決意を述べる。

- 講師陣や研修内容への期待や学習への熱意を述べて、読み手の好感を勝ち得よう！

メールの形式：依頼（例）

*文中の人名は仮名です。

書き方のポイント

	宛先	春田夏子先生
送信	CC	冬木春代
	BCC	
	件名	エッセイ修正版のご指導のお願い

- 敬称が必要な人を「アドレス帳」に登録するときは、敬称付きで登録する。
- 「念のため送付（情報共有）したい相手」に使用される。CCで受け取った場合は内容の確認のみでよい。
- ほかの受信者のアドレスを伏せたい場合に使用される。BCCで受け取った場合、宛先欄・CC欄のアドレスには返信しない。
- 具体的な内容を示す。注意喚起のために【重要】と付けることも。

📎 エッセイ　秋野・冬木　20210909 修正版

- 受け手にとっての利便性を考えたファイル名を付ける。

○○大学
○○○○学部
教授
春田夏子先生
（CC：冬木春代）←

- 組織外の場合は所属機関・役職・氏名・敬称を記載する。
- ここに明記しておくとCCで送ったことがよくわかる。

先日のオンライン研修を受講いたしました秋野冬美です。研修では同僚の冬木と私が共同で執筆したエッセイをご指導くださり、誠にありがとう存じました。ご指導を受けて、二人でできる限り修正しました。修正版を1週間以内にお送りくださればお目を通していただけるとのお言葉に甘えて、お送りする次第です。添付した修正版に再度厳しいご指導を賜りますようお願い申し上げます。

- まず名乗る必要があるが、名前だけでは相手に自分が誰かわかってもらえない可能性がある場合は、相手が認識できる情報を簡潔に。
- 要件はなるべく早く書く。

実は、このエッセイをできれば勤務先の広報誌の次号に掲載してもらいたいと思っておりまして、勝手ながら、【＊月＊日】までに再度のご指導をご返送いただくことはできませんでしょうか。＊月＊日にご指導を頂戴し急いで再び修正すれば、次号の掲載に何とか間に合い、研修を受けた成果をいちはやく皆に披露することができるのです。厚かましいことを申し上げて誠に恐縮ですが、もしお聞き入れくだされば本当に嬉しいです。

- 相手の想定外のお願いは、相手が引き受けるものと決めてかからず、打診する形で述べたほうが丁寧である。
- こちらの事情を述べるだけでなく、相手を受諾する気にさせそうな言葉を盛り込む。

冬木と共に修正する過程で、先生にうかがったことを何度も思い返しました。これまで、執筆技能を伸ばしたいと口では言いながら、どこからどう始めるのか見当がつかず、結局何もしてきませんでした。研修を受講したおかげで、努力の方向が見えてきた気がします。今後、冬木や他の仲間と助け合って、研鑽していきたいと思っております。

- 研修の効果を実感し、感謝していることをそのまま述べるよりも、その気持ちを示す具体的事実を述べるほうが相手の心を打つだろう。

勝手ながらご高配賜りますようお願い申し上げます。

- 社会人らしい締めくくりの言葉を述べる。

○○訪問看護ステーション
訪問看護師
秋野冬美
....
〒○○○-○○○○　東京都○○区○○ 1-3
　TEL：03-○○○○-○○○○ /FAX：03-○○○○-○○○○
　E-mail：akino@○○○.or.jp

- 連絡先・名前を明記する。「署名」機能で設定しておくと便利。
- 送信前にメールソフトの文章校正機能を活用すると、凡ミスを防げる。

文化の違い

看護大学に勤務していたとき、「看護師の言う冗談の受容の地域差」という主題で卒業研究を行った学生さんがいました[1]。相手（患者さん）の年齢や性別、状況をいろいろに設定して、新人看護師が冗談を含めて話す会話と含めずに話す会話の録音資料を関西の人 30 名と九州の人 30 名に聞いてもらい、感じがいいかどうかを尋ねたのです。

予測されたことですが、「冗談あり」の会話を受け入れる度合いは関西のほうが高く、九州では全般的にあまり受け入れられませんでした。「冗談あり」の会話でどちらの地域でも比較的歓迎されたのは、手に軽い麻痺がある高齢女性が取り落とした芋が転がっていったときに食事介助をしていた看護師が「あら、このお芋、足がある、速いなぁ」というものでした。関西では 8 割強、九州でも 6 割弱がこの発話を「感じがいい」と判定しました。「ああ、またうまくつかめなかった……」と暗くなりそうな患者さんの気持ちを一変させるこの冗談が支持されたのは、なるほどと思えます。

地域による違いが大きいことが示されたのは、がん治療で頭髪が抜けてしまい「電球みたいにツルツルになってしまった」と嘆く男性への対応です。「心配ありませんよ。治療が終了すればまた戻りますから」という普通の反応、「いやあ、電気代助かるじゃないですか。でも、ちょっとの間だけですよ。また生えてきますから」という漫才のような受け答え、「ロックスターみたいでカッコいいですよ。そのヘアスタイル、今のうちだけですから、ハードロック風の写真を撮っておかれたら？」と少しおだてるもの、この 3 つのうち、九州でも関西でも最も支持されたのは普通の反応でした。しかし、関西では「ロックスター」が 4 割、「電気代」が 3 割支持されたのに対し、九州では、どちらもわずかしか支持が得られませんでした。関西の回答者の自由記述に「普通に言われるより冗談を交えてくれたほうが、気を遣ってくれているなぁと思う」とあったことが心に残っています。

冗談を、「真面目に捉えずふざけている」と捉えるか、「こちらの気持ちを引き立てようとしてくれている」と捉えるか、文化の違いは大きいです。しかし、違いを恐れるあまり無難なことしか言わないのではつまらないような気もします。患者と医療者の関係も、他のあらゆる人間同士の関係と同様、お互いに少しずつ手を伸ばし、時には指がぶつかって「ゴメン！」と言ったりもしながら、少しずつ深めていくものではないでしょうか。国内でも国外でもかつてなかった規模で人々が移動するようになった今日、一人ひとりの背後にある文化が自分のそれとは違うかもしれないことを想定しつつ、かつ、「指がぶつかる」のを恐れすぎずに、豊かな関係をつくっていきたいものです。

引用文献
1）黒川恵加（2018）「看護師の『冗談』が受容される条件—九州出身者と関西出身者の比較を通して」日本赤十字九州国際看護大学 平成 29 年度卒業論文.

資料

文章の執筆スケジュール

執筆の計画を立ててみましょう。少々時間がかかっても行うべきことを計画段階で明確化しておくと、執筆作業が進めやすくなります。例えば、①：○○学会のウェブサイトを確認して必要事項をメモする、②：○○と△△をキーワードとして、データベースA・B・Cで関連資料を検索して資料を収集して読む、看護日誌を見直す……といったように、作業案を書いてみましょう

タイトル（仮）		
提出先（受け手・読む人）		
締切日時	年　月　日　時	
手順	関連する事物・人物／具体的作業	必要時間×日数 作業完了予定日
① 執筆規定の確認 ・指定主題の有無（あればその主題）、分量、文体、書式等		時間 月　日
② 主題の明確化 ・ブレーンストーミング／資料探しと資料検討の繰り返し ⇩ 主題の決定（主題文作成）		時間×　日 月　日
③ アウトライン作成 ・論拠を示す文（看板文）を作成し、支持文の内容を特定する ・論旨が一貫しているか、重複がないか、確認する		時間×　日 月　日
④ 執筆		時間×　日 月　日
⑤ 推敲 ・タイトルと本文の検討を最低2回行う		月　日 月　日
⑥ 他者によるチェック ・あらかじめ依頼し、送付と返送の方法も決める		月　日送り出し 月　日受け取り
⑦ 最終確認 ・規定を遵守しているかどうか		月　日
⑧ 提出 ・提出方法に沿って準備する		月　日

アウトライン

各部分に盛り込む内容をアウトラインにまとめてから、執筆を始めましょう。支持文に盛り込む予定の内容は文にしてもよいしメモのような書き方でもよいですが、太字で示した主題文と看板文は（後で修正してもよいから）、アウトラインの段階できちんとした文にしておきましょう

	タイトル (仮):	
序論	導入。 **主題文**（話題と、それについてこの文章で述べること）を述べる。 できれば、本体の構成（＝論点の数や内容）を予告する。	
本論	**論点１の看板文**（段落の内容を一文に凝縮して述べる） 　支持文として述べる事柄 　（論点１の詳細、具体例、背景、論拠となる事実やエピソードや見解……） **論点２の看板文** 　支持文１ 　　具体的な事柄 　支持文２ 　　具体的な記述 　○○○ 　○○○ 　○○○ **論点 n の看板文** 　支持文	
結論	導入の文とは多少異なる表現で、同主旨の主題を述べる。印象的なコメントを付加してもよい。	
文献	文献リストは文中で引用したものを主とする。辞典、辞書、概論書などは、参照しただけでなくそこからの引用が本文に含まれているなら入れてもよい。	

書き方のポイント

● 一般的過ぎず、内容全体を予測させるタイトルが望ましい。

● 導入は、読み手の関心を惹く背景事情などを1、2行書く。

● 予告の例
例1：このように考える理由は3つある。
例2：この提案を、実行可能性、経済的負担、効果と波及効果という3つの側面から検討する。

● 1つの段落の中で述べる中心事項は1つに限る。関連事項だが主題には無関係な事柄は交ぜない。

● 1つの論点を論ずるのに複数の段落が必要なこともある。

● 各看板文が主題に直接つながっているか、支持文が看板文につながるかを確認する。

● 結論で新たな提案や主張を述べてはいけない。

執筆時の参考になる資料

看護にかかわる用語について

■看護にかかわる主要な用語の解説
　―概念的定義・歴史的変遷・社会的文脈―

公益社団法人日本看護協会、2007 年 3 月
参照⇒ https://www.nurse.or.jp/home/publication/pdf/guideline/yougokaisetu.pdf

・看護にかかわる用語について、〈概念的定義〉〈歴史的変遷〉〈社会的文脈〉〈類義語〉が示されている。

用字用語について

■記者ハンドブック　第 14 版
　新聞用字用語集

一般社団法人共同通信社（編著）、共同通信社、2022 年 3 月

・漢字と平仮名どちらを使うのか、送り仮名はどうつけるのかなど、用字や用語について調べたいときに活用できる。

■新しい「公用文作成の要領」に向けて（報告）

文化審議会国語分科会、令和 3（2021）年 3 月
参照⇒ https://www.bunka.go.jp/seisaku/bunkashingikai/kokugo/hokoku/pdf/93098001_01.pdf

・公用文のルールの大本である「公用文作成の要領」（1952 年）の見直しについて提案した報告書。表記の原則や用語の使い方などについて時代に即した基本的な考え方が解説されている。

引用文献・参考文献について

■参考文献の役割と書き方
　科学技術情報流通技術基準（SIST）の活用

独立行政法人科学技術振興機構、2011 年
参照⇒ https://warp.ndl.go.jp/info:ndljp/pid/12003258/jipsti.jst.go.jp/sist/pdf/SIST_booklet2011.pdf

・文献（参考文献・引用文献）の役割、書き方などについてわかりやすく解説した小冊子の PDF 版。

（2023 年 6 月時点）

索 引

●日本看護協会出版会
メールインフォメーション会員募集
新刊、オンライン研修などの最新情報や、好評書籍の
プレゼント情報をいち早くメールでお届けします。

看護現場で役立つ 文章の書き方・磨き方 第2版
論理的に伝える技法

2021 年 10 月 15 日　第 1 版第 1 刷発行　　　　　　　　　　　　　　　　　　　　　〈検印省略〉
2022 年 3 月 31 日　第 1 版第 2 刷発行
2023 年 8 月 10 日　第 2 版第 1 刷発行

著者
因　京子

発行
株式会社 日本看護協会出版会
〒 150-0001 東京都渋谷区神宮前 5-8-2 日本看護協会ビル 4 階
〈注文・問合せ / 書店窓口〉TEL 0436-23-3271　FAX 0436-23-3272
〈編集〉TEL 03-5319-7171
〈ウェブサイト〉https://www.jnapc.co.jp

装丁
齋藤久美子

印刷
株式会社 教文堂